Hefte zur Unfallheilkunde
Beihefte zur Zeitschrift „Unfallheilkunde/
Traumatology"

Herausgegeben von J. Rehn und L. Schweiberer

142

Peter Hertel

Verletzung und Spannung von Kniebändern

Experimentelle Studie

Mit 61 Abbildungen und 25 Tabellen

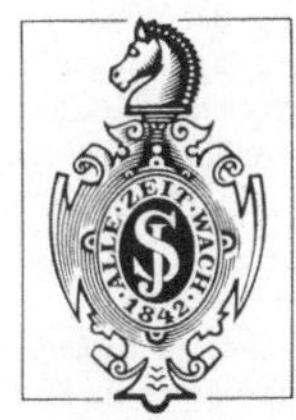

Springer-Verlag
Berlin Heidelberg New York 1980

Reihenherausgeber

Prof. Dr. Jörg Rehn
Chirurgische Klinik und Poliklinik der Berufsgenossenschaftlichen Krankenanstalten „Bergmannsheil", Universitätsklinik, Hunscheidtstraße 1, D-4630 Bochum

Prof. Dr. Leonhard Schweiberer
Direktor der Abteilung für Unfallchirurgie der Chirurgischen Universitätsklinik, D-6650 Homburg/Saar

Autor

Dr. Peter Hertel
Abteilung für Unfallchirurgie der Universitätskliniken, Ringstraße, D-6650 Homburg/Saar

ISBN-13:978-3-540-09847-8   e-ISBN-13:978-3-642-81419-8
DOI: 10.1007/978-3-642-81419-8

CIP-Kurztitelaufnahme der Deutschen Bibliothek. Hertel, Peter: Verletzung und Spannung von Kniebändern: Experimentelle Studie/Peter Hertel. – Berlin, Heidelberg, New York: Springer, 1980.
(Hefte zur Unfallheilkunde; 142)
ISBN-13:978-3-540-09847-8

2124/3140-543210

Inhaltsverzeichnis

Einleitung

Ziel jeder Behandlung von Verletzungen ist die Wiederherstellung in subjektiver und objektiver Hinsicht. Gewisse Instabilitäten nach Kniebandverletzungen mögen subjektiv wenig stören und muskulär bis zur Sportfähigkeit kompensierbar sein [5, 18, 113], objektiv sind sie als ein Faktor anzusehen, der eine vorzeitige Abnutzung des Gelenkes bedingt [32, 61, 71, 75]. Die Frühoperation von frischen Bandverletzungen bietet wesentliche Voraussetzungen, die anatomischen Verhältnisse mit geringfügiger Narbenbildung wiederherzustellen [11, 32, 61, 77, 78, 81–83, 114]. Die chirurgische Adaptation erfüllt dabei auch die Funktion einer Leitschiene.

Konservative Behandlung frischer Bandverletzungen [5, 18, 48] oder rekonstruktive Maßnahmen nach fehlgeschlagener konservativer Behandlung weisen diese Vorteile nicht auf, die verbleibenden Instabilitäten sind oft sehr ausgeprägt [48, 61, 80]. Nach experimenteller Verletzung und Ruhigstellung heilt ein vorderes Kreuzband im Tierversuch nie, nach Naht und Ruhigstellung etwa in der Hälfte der Fälle [79, 80].

Die exakte Diagnose ist Voraussetzung einer adäquaten Frühtherapie. Je komplexer und je frischer die Bandverletzung ist, desto einfacher ist sie zu diagnostizieren. Ein Gelenkerguß fehlt, da der große Kapselriß das Kniegelenk in die Umgebung drainiert. Die Untersuchung bereitet relativ geringe Schmerzen, wenn ein vollständiger Kapselbandriß vorliegt. Vergehen einige Stunden, so führt die Nervenversorgung von Bändern und Gelenkkapsel [25, 56, 84] zu einem allmählich zunehmenden reflektorischen Muskelspasmus, der besonders die Differentialdiagnose zwischen Zerrungen und den einfacheren Bandverletzungen erschwert.

Um den Muskelspasmus auszuschalten, wird gelegentlich für unklare Situationen die Untersuchung in Narkose [1] bzw. eine arthrographische Untersuchung des Kniegelenkes empfohlen [84, 107]. Doch auch mit diesen Mitteln läßt sich eine operationswürdige Bandverletzung nicht immer mit letzter Sicherheit ausschließen. Besonders isolierte Verletzungen des vorderen Kreuzbandes verlaufen oft unerkannt inmitten eines beliebigen Hämarthros [30]. Daraus kann sich eine schleichende Zunahme der zunächst durch die peripheren Bänder maskierten Instabilität entwickeln [32, 56, 64, 96].

Die Problematik der Kniebandverletzungen in Entstehung, Diagnostik und Therapie sowie mechanische und funktionelle Fragen haben schon seit geraumer Zeit das Interesse von Anatomen und Chirurgen gefunden. 1836 veröffentlichten die Gebrüder Weber [112] die Ergebnisse systematischer Versuche über die Funktion des Kniegelenkes, die einen Teil der Grundlage der bis heute weltweit geschätzten analytischen Darstellung von Fick [23] gegeben haben. Er konstruierte die Evolute als „objektive ruhende Drehpunktbahn" für die Krümmungsmittelpunkte des Femurcondylus, handelte die „Schlußrotation" v. Meyers [70] ab, stellte die Roll-Gleitbewegung des Kniegelenkes dar und wies mit einfachen Versuchen die Funktionen des Kniebandapparates nach. Von Strasser [101] stammt die Idee, das Knie als Getriebegelenk zu verstehen [100]. Voraussetzung hierfür ist die Vorstellung, daß Teile jedes Kreuzbandes während der gesamten Bewegung angespannt bleiben [6]. Dann lassen sich anatomische Gegebenheiten des Kniegelenkes konstruktiv ableiten und im Modell nachvollziehen (Abb. 1 und 2). Die Idee des Viergelenkgetriebes

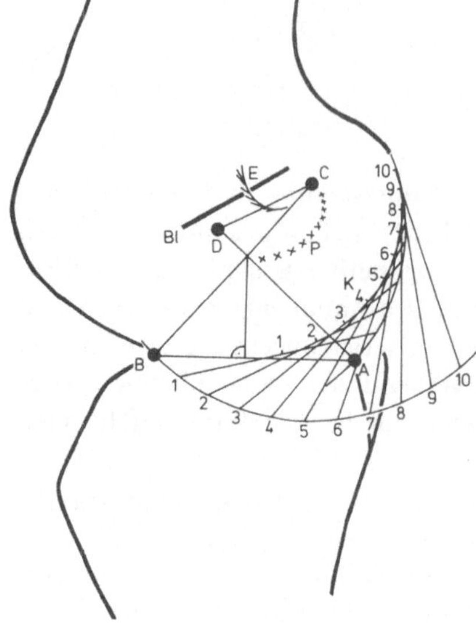

Abb. 1. Konstruktion der Kontur des Femurcondylus am idealisierten Viergelenkkettenmodell des Kniegelenkes. Durch Bewegung der Koppel *AB* entsteht die Koppelhüllkurve *K,* die die Kontur des Femurcondylus hat. Die Bewegungsmittelpunkte (Pole) jeder Gelenkstellung bilden die Polkurve. Die Verlängerung des Lotes vom Pol auf die Koppel bildet die Evolute E.
CD fixiertes Standglied (Dach der Fossa intercondylica, *BC* vorderes Kreuzband, *AD* hinteres Kreuzband, *AB* bewegliche Koppel (Tibiaplateau), *Bl* Blumensaat'sche Linie

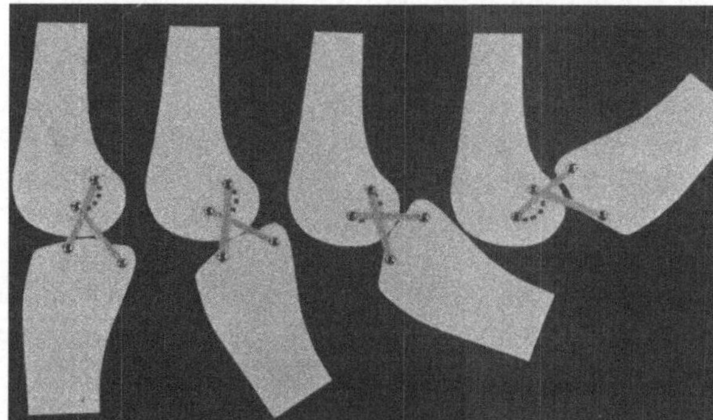

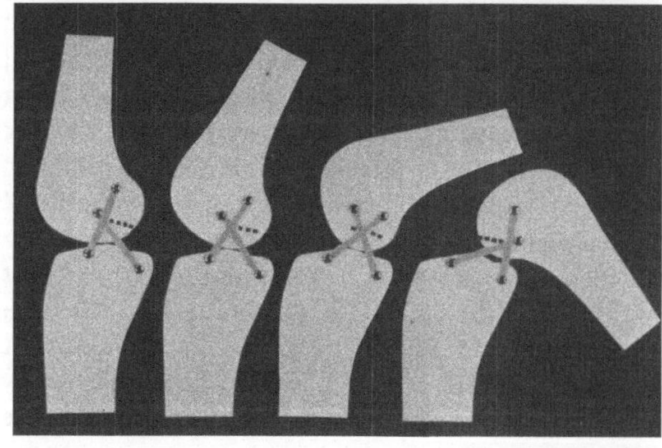

Abb. 2. Mechanisches Modell eines Kniegelenkes. Je nachdem, ob Femur oder Tibia fixiert sind (Standglied), entstehen unterschiedliche Polkurven

hat weitere Auslegungen erfahren [45, 59, 67, 68] und dient heute Prothesenmodellen des Kniegelenkes als Konstruktionsprinzip [105].

Die funktionelle Anatomie des Kniebandapparates ist Grundlage jeder Therapie von Kniebandverletzungen. Hier soll die Funktion der eminent wichtigen, das Kniegelenk als dynamische Stabilisatoren überquerenden Muskeln und die Aufgabe der Menisken nur am Rande behandelt werden. Der Funktion der Kniebänder ist bisher jeweils an menschlichen Kniegelenkspräparaten mit verschiedenen Methoden nachgegangen worden. Am ältesten sind die Durchtrennungsversuche, bei denen die Beobachtung der Bandspannung durch isolierte Bandverletzung kontrolliert wurde [1, 6, 23, 81, 82, 103, 112]. Röntgenmessungen in diesem Zusammenhang wurden bisher nicht durchgeführt. Nicht wesentlich später wurde versucht, den Unfallmechanismus durch forcierte Bewegungen nachzuahmen [30, 38, 81, 82, 103]. In neuerer Zeit wurde die relative Spannung an den Bändern mit verschiedenen anderen Methoden gemessen: durch elastische Nähte [10], über Dehnungsmeßstreifen [17, 19, 60, 114], durch Veränderung der Länge an den durch Fäden ersetzten Bandfasern [2], mit einem mechanischen Spannungsmeßgerät [16], aber auch durch Messung der Abstände markierter Bandansätze [108, 110]. Allen Verfahren gemeinsam sind erhebliche methodische Schwierigkeiten.

Das Innenband (Abb. 3) zieht in einer Länge von etwa 8 cm vom Epicondylus medialis femoris schräg nach distal ventral zur dorsomedialen Kante der Tibiametaphyse. Der Bandansatz befindet sich etwas dorsal direkt unter den Ausstrahlungen des Pes anserinus. Man unterscheidet eine oberflächliche Schicht, die aus langen kräftigen Fasern besteht, von einer tiefen Schicht. Diese setzt sich aus den relativ kurzen meniscofemoralen und meniscotibialen Fasern zusammen [1, 6, 7, 23, 42, 43, 53, 56, 82]. Zwischen beiden Schichten liegt häufig ein Schleimbeutel [7, 82, 84], so daß die oberflächliche Schicht des Bandes keine Verbindung zum Innenmeniscus hat und sich bei der Beugung in Höhe

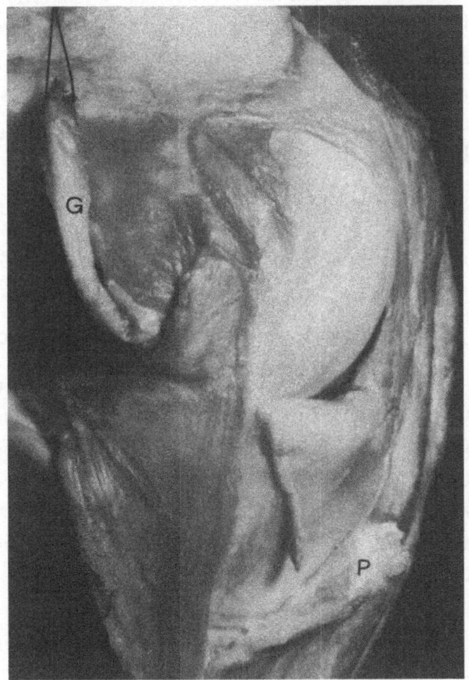

Abb. 3. Medialseite eines linken Kniegelenkes in ca. 60° Beugung. Der vordere Anteil des meniscofemoralen Bandes ist heruntergeklappt. Der hintere Teil des Innenbandes ist eingerollt.
G mediale Gastrocnemius-Sehne, *P* Pes anserinus

4

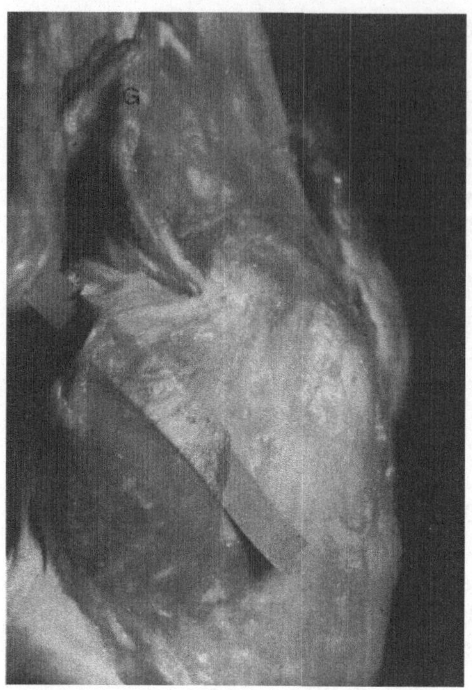

Abb. 4. Dorsomediale Kapsel eines linken Kniegelenkes. Ein Streifen ist in das Gelenk eingeschoben und zeigt die in diesem Falle sehr zart ausgebildete Fasern. *G* hochgeschlagene mediale Gastrocnemius-Sehne

des Meniscus mehrere Millimeter gegenüber dem Meniscus nach dorsal bewegen kann. Im dorsalen Abschnitt des Innenbandes treten kürzere, nach cranial und caudal schräg in Richtung auf den Meniscus einstrahlende Fasern auf. Hier verbinden sich die oberflächliche und die tiefe Schicht des Innenbandes und bilden weiter dorsal die dorsomediale Kapsel (coque condylienne [12] Abb. 4). Während man sich einig ist, daß der hintere Anteil des Innenbandes in Streckung gespannt und in Beugung gelockert ist und sich einrollt, bestehen Differenzen über den Spannungsverlauf am vorderen Anteil des Innenbandes:

„Die vorderen Fasern sind in Streckung und in Beugung gespannt [1, 6, 39, 82, 100]"

„Die vorderen Fasern sind in Streckung gespannt, in Beugung gelockert [17, 62, 63, 97, 113]".

„Die vorderen Fasern sind in Streckung gelockert, in Beugung gespannt [59, 110]".

In der tiefen Schicht des Innenbandes wird von Kennedy u. Fowler [53] sowie Slocum u. Larson [94] das wesentliche anatomische Substrat gegen eine Außenrotationsinstabilität gesehen. In den Experimenten von Kennedy und Fowler war bei Außenrotations-Valgusbelastung zuerst ein Riß in der tiefen Schicht des Innenbandes aufgetreten. Dagegen konnten Warren u. Mitarb. [111] nachweisen, daß die primäre oder sekundäre Durchtrennung der tiefen Schicht des Innenbandes keine Änderungen der Rotationsinstabilität erzeugte. Die oberflächliche Schicht des Innenbandes war der wesentliche Stabilisator gegen Außenrotationsbelastung.

Häufig ist im Bereich der dorsomedialen Kapsel ein Faserbündel verstärkt ausgebildet, das Posterior Oblique Ligament von Hughston u. Eilers [42], welches 1 cm dorsocranial vom Epicondylus medialis femoris vom Tuberculum adductorium entspringt und schräg nach distal dorsal über die dorsomediale Kante des Innenmeniscus zum direkten Ansatzpunkt des M. semimembranosus zieht [42, 95] (Abb. 5). Es wird durch Kontraktion des M. semimembranosus angespannt und soll die anteromediale Rotation sowie die Valgusstabilität sichern [42, 95]. Auf der anderen Seite wird ihm Widerstand gegen Innenrotation bzw. hintere Schubladenverschiebung zugeschrieben [7, 43, 44].

Die posteromediale Region des Kniegelenkes wird bestimmt durch die 5 verschiedenen Ansätze des M. semimembranosus [13, 52, 63, 95] (Abb. 6 a, b). Sein direkter Ansatz befindet sich am Tuberculum posterius der Tibia. Der anteromediale Ausläufer des Semimembranosus liegt in einer Vertiefung der dorsomedialen Tibiakante sagittal in einer Art Sehnenscheide, bedeckt von den hinteren schrägen Fasern des Innenbandes. Schräg nach distal ventral zieht ein flacher sehniger Anteil zur dorsalen Tibiakante. Zarte Ausläufer schieben sich über den Muskelbauch des M. popliteus. Eine wesentliche Verlängerung ist das Ligamentum popliteum obliquum, welches etwas ansteigend schräg zum lateralen Femurcondylus verläuft und einen wichtigen Verstärkungszug der dorsalen Kapsel darstellt. Der M. semimembranosus ist als dynamischer Innenrotator und Flexor des Kniegelenkes anzusehen. Auch zieht er den Innenmeniscus bei der Beugung nach dorsal und entlastet somit dessen Passivbewegung.

Der Ansatz des hinteren Kreuzbandes befindet sich in dem Dreieck zwischen oberem Rand des M. popliteus, poplitealer Ausstrahlung des M. semimembranosus und unterem Rand des Ligamentum popliteum obliquum. Zur weiteren Darstellung des Ansatzes des hinteren Kreuzbandes muß das Ligamentum popliteum obliquum nahe dem Femurcondylus durchtrennt werden.

Die dorsale Kapsel (Abb. 7) ist ein wesentlicher Faktor der passiven Stabilität in Streckstellung. Sie bildet den Anschlag für die Femurcondylen und sichert Varus- und Valgus-

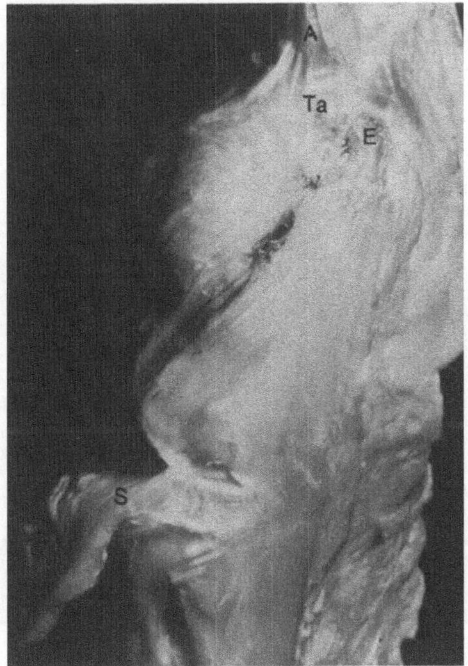

Abb. 5. Das Posterior Oblique Ligament (*schwarz markiert*) an der posteromedialen Seite eines linken Kniegelenkes. Die Fasern des Posterior Oblique Ligament sind in Streckung und Innenrotation straff gespannt.
A sehniger Ansatz des Adductor magnus, *S* Semimembranosus-Sehne, *Ta* Tuberculum adductorium, *E* Epicondylus medialis femoris

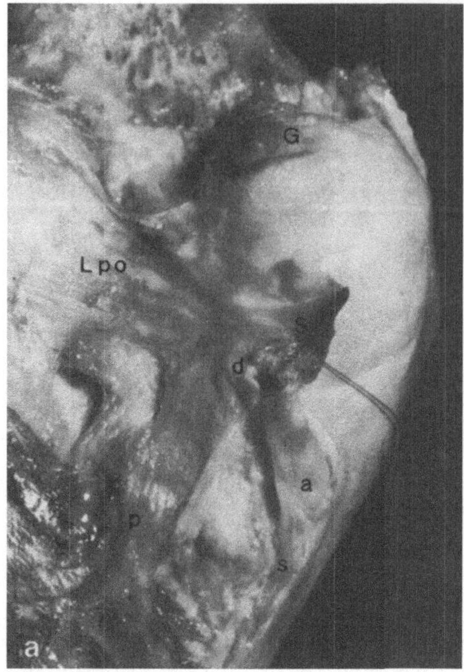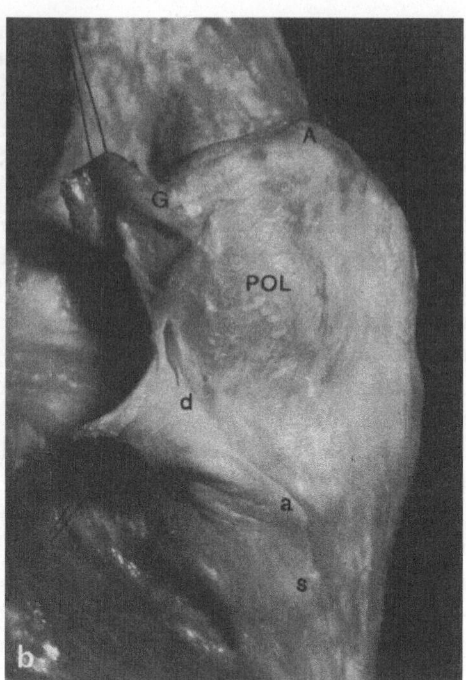

Abb. 6. a Semimembranosus-Ansatz an der medialen Rückfläche eines linken Kniegelenkes.
G mediale Gastrocnemius-Sehne, *S* Semimembranosus-Sehne, *Lpo* Ligamentum popliteum
obliquum, *p* popliteale Ausstrahlung, *d* direkter Ansatz, *a* anteromedialer Ansatz, *s* schräger
tibialer Ansatz.
b Semimembranosus-Ansatz eines linken Kniegelenkes von posteromedial gesehen. Der hintere schräge Teil der Innenbandfasern überzieht den anteromedialen Ansatz des Semimembranosus wie eine Sehnenscheide. Der direkte Ansatz des Semimembranosus setzt sich nach
proximal wie ein Segel zur dorsomedialen Kapsel fort. Abkürzungen s. Abb. 6a; *A* Ansatz
des Adductor magnus, *POL* Posterior oblique ligament

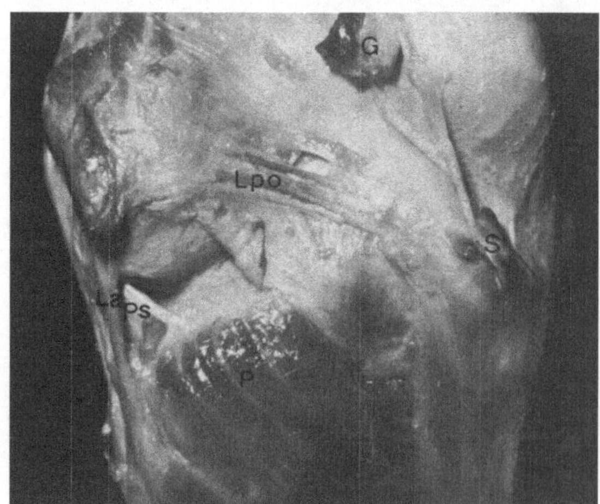

Abb. 7. Gesamtübersicht der
Rückseite eines linken Kniegelenkes.
S Semimembranosus-Sehne, *G*
mediale Gastrocnemius-Sehne, *P*
M. popliteus, *Ps* Popliteussehne,
La Ligamentum arcuatum, teilweise hochgeschlagen, *Lpo* Ligamentum popliteum obliquum

Stabilität in Streckung, auch wenn andere Strukturen verletzt sind. Bei Überstreckungs-
versuchen [82] wird vor den Kreuzbändern die hintere Kapsel verletzt.

Lateral wird die passive Stabilität durch das Außenband, das Ligamentum arcuatum,
die Popliteussehne, die meniscotibialen und meniscofemoralen Kapselverbindungen sowie
den Tractus iliotibialis gewährleistet (Abb. 8). Das Außenband zieht als rundes Faser-

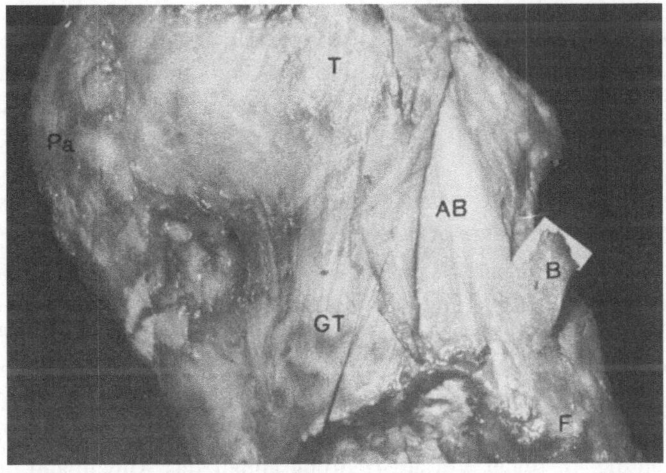

Abb. 8 a. Außenseite eines linken Kniegelenkes. Der Tractus iliotibialis über dem Außen-
band ist nach vorn geschlagen.
Pa Patella, *T* Tractus iliotibialis, *GT* Tuberculum anterolaterale des Tibiakopfes (Gerdy's
Tuberkel), *AB* Außenband, *B* Teil der Bizepssehne, *F* Fibulaköpfchen

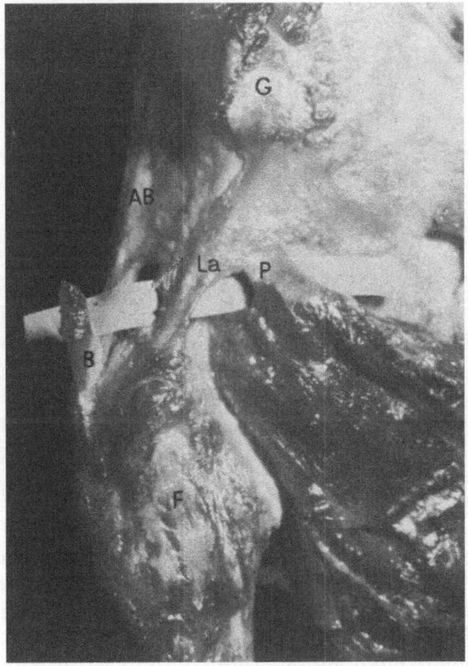

Abb. 8 b. Posterolaterale Ecke eines linken
Kniegelenkes. Die Popliteussehne liegt unter
dem Streifen.
F Fibulaköpfchen, *G* laterale Gastrocne-
mius-Sehne, *La* Ligamentum arcuatum, *B*
Bizepssehne, *AB* Außenband, *P* Popliteus-
Ansatz am Ligamentum arcuatum und
Außenmeniscus

bündel vom Epicondylus lateralis femoralis schräg nach distal dorsal zur Spitze des Fibulaköpfchens. Es wird dorsal durch die Bizepssehne schalenförmig umfaßt. Medial am Fibulaköpfchen entspringt das Ligamentum arcuatum (Abb. 8 b, „tiefer Anteil des Außenbandes") [63], welches Verbindungen zum Außenmeniscus, zur dorsolateralen Kapsel und zur Popliteussehne hat. Der M. popliteus zieht unter den proximalen Anteil des Aussenbandes hindurch und setzt an in einer kleinen Einsenkung vor dem Epicondylus lateralis femoris dicht neben der Gelenkkante. Er ist eher ein Innenrotator als ein Beuger [4] und zieht durch seinen besonderen gedoppelten Ansatz auch den Außenmeniscus aus der passiven Beugebelastung heraus. Außenband, Ligamentum arcuatum und Popliteussehne werden häufig gemeinsam verletzt und wurden deshalb als Arcuatum-Komplex zusammengefaßt [43, 44]. Eine andere typische Verletzungskombination ist der „laterale Quadrupel-Komplex" (Tractus iliotibialis, Außenband, Popliteussehne, Bizepssehne) [63, 71, 72]. Ihm entspricht der mediale Quadrupel-Komplex (Innenband, Pes anserinus, Semimembranosusansatz, Ligamentum popliteum obliquum).

Die funktionelle Wertigkeit des Außenbandes ist umstritten. Es ist nur in Streckstellung gespannt [1, 3, 6, 17, 23, 59]. Kaplan [51] hält es dagegen für eines der wichtigsten Bänder des Kniegelenkes. Fick konnte nach Durchtrennung des Außenbandes in Streckung und bei Varusbelastung keinen Stabilitätsverlust feststellen. Bei Varus-Flexions-Innenrotationsbelastung reißt es jedoch zuerst [82]. Die Gebrüder Weber [112] beobachteten nach Durchtrennung des Außenbandes eine um 9° vermehrte Außenrotationsmöglichkeit in Streckstellung. In seiner Verlaufsrichtung ähnelt das Außenband dem hinteren Kreuzband [39, 49]. Der Tractus iliotibialis (Abb. 8 a) inseriert am Tuberculum anterolaterale des Tibiakopfes (Gerdy's Tuberkel). Aufgrund seiner Verbindung mit dem Septum intermusculare laterale einerseits und mit den Mm. gluteus maximus und Tensor fasciae latae andererseits werden ihm statisch-dynamische Stabilisierungseigenschaften zugeschrieben. Bei experimentell erzeugter Varusbelastung reißt er jedoch erst bei 45° Adduktion [82]. Kaplan

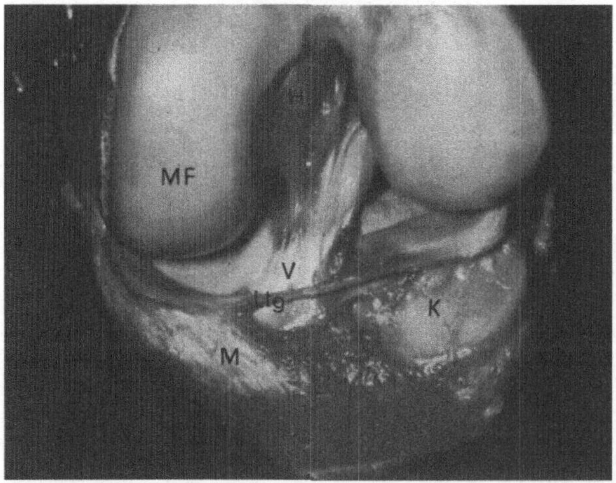

Abb. 9. Linkes Kniegelenk von vorn gesehen bei ca. 130° Beugung.
MF medialer Femurcondylus, *H* Ansatz des hinteren Kreuzbandes, mit synovialem Überzug, *V* vorderes Kreuzband, proximal von Synovia überzogen, *M* bandartiger Ansatz des Innenmeniscus, *Ltg* Ligamentum transversum genus, *K* Die meniscotibiale Kapsel ist medial und lateral erhalten und zeigt besonders lateral starke Elastizität

[51] schätzt den Tractus iliotibialis jedoch insofern als sehr wichtig ein, als er auch nach Verletzung der anderen lateralen Bandstrukturen die Stabilität sichert.

Das vordere Kreuzband ist durchschnittlich 38 mm lang [31], hat einen dorsokonvexen Ansatz an der lateralen vertikalen Fläche der dorsocranialen Fossa intercondylica und einen flächenartigen Ansatz vor und zwischen den Intercondylenhöckern des Tibiaplateaus. In seiner cranialen Hälfte ist es häufig von Synovia überzogen (Abb. 9). Die Gefäßversorgung kommt von dorsal cranial aus der A. genus media [24, 56, 91]. Es besteht aus zwei anatomisch und funktionell unterschiedlichen Teilen, dem anteromedialen und dem posterolateralen Anteil [1, 12, 23, 26, 31, 59, 62, 82]. In Streckung verlaufen die Fasern parallel, in Beugung verwunden (Abb. 10). Der anteromediale Anteil des Bandes hat einen kleineren Querschnitt und ist in Streckung sowie in 90° Beugung gespannt

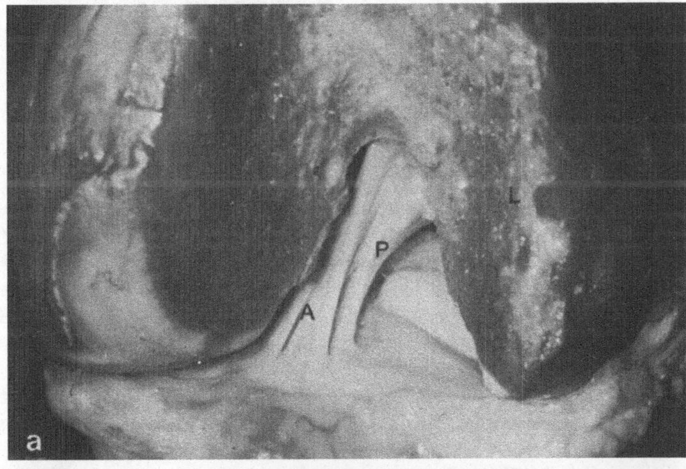
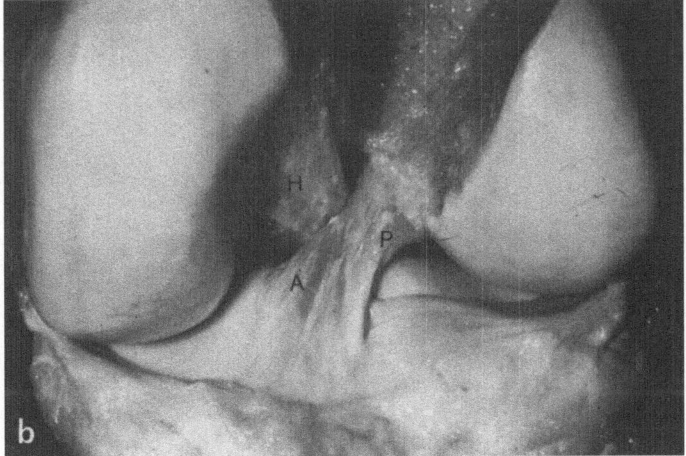

Abb. 10 a, b. Vorderes Kreuzband eines linken Kniegelenkes in Streckung (a) und in Beugung (b). Ein Keil aus den Femurcondylen wurde entfernt. In Beugung verwindet sich das vordere Kreuzband. Der posterolaterale Anteil lockert sich.
A anteromedialer Anteil des vorderen Kreuzbandes, *P* posterolateraler Anteil des vorderen Kreuzbandes, *L* lateraler Femurcondylus, *H* Ansatz des hinteren Kreuzbandes, von synovialem Überzug befreit

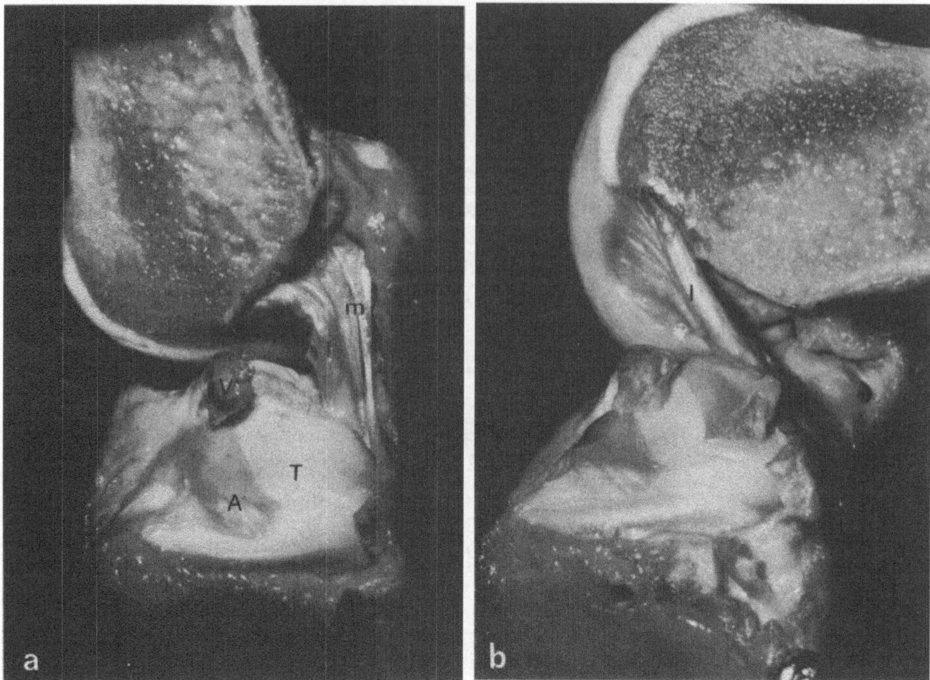

Abb. 11. a Hinteres Kreuzband nach Entfernung des lateralen Femurcondylus eines linken Kniegelenkes in Streckstellung. Auch ein Teil des Außenmeniscus und das vordere Kreuzband wurden entfernt.

A Außenmeniscus, *V* vorderes Kreuzband, *l* laterale (anterolaterale) Fasern, in Streckung gelockert, *m* mediale (posteromediale) Fasern, in Streckung gespannt, *T* lateraler Tibiacondylus

b In rechtwinkliger Beugung spannt sich der laterale (anterolaterale) Teil des hinteren Kreuzbandes an.

l laterale Fasern des hinteren Kreuzbandes

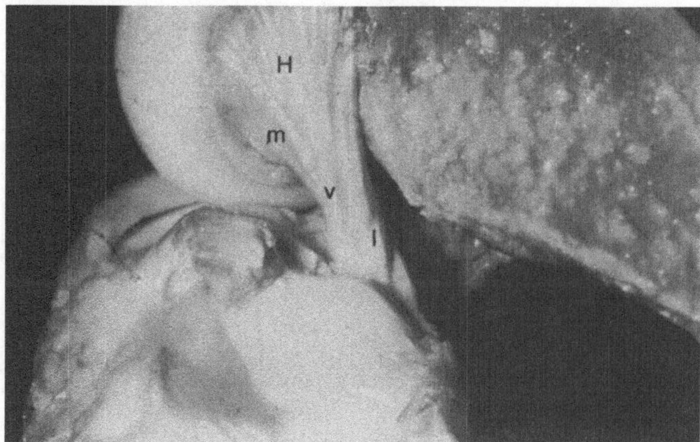

Abb. 11 c. In maximaler Beugung breitet sich der femorale Ansatz des hinteren Kreuzbandes in sagittaler Richtung fächerartig aus. Ein weiteres Fasersystem (vordere Fasern) wird sichtbar.

H femoraler Ansatz des hinteren Kreuzbandes, *m* mediale Fasern, *l* laterale Fasern, *v* vordere Fasern

[1, 26, 31, 38, 59] und verhindert ein vorderes Schubladenphänomen [26]. Der posterolaterale Anteil ist in Streckung gespannt und in 90° Beugung gelockert [26, 31, 59]. Abweichend äußern Fick [23] und v. Lanz u. Wachsmuth [62], daß der anteromediale Anteil des vorderen Kreuzbandes in Streckung gespannt und in 90° Beugung gelockert, während der posterolaterale Anteil in Streckung gelockert und in 90° Beugung gespannt sei. Für Detenbeck [16], Edwards u. Mitarb. [17] sowie für Hughston u. Mitarb. [43, 44] ist das vordere Kreuzband in mittlerer Beugung vollständig gelockert. Im Gegensatz dazu glauben Brantigan u. Voshell [6], daß es zusammen mit dem Innenband und dem hinteren Kreuzband über den gesamten Bewegungsbereich gespannt ist und leichte Spannungsmaxima bei Überstreckung und in etwa 90° Beugung aufweist. Ähnliche Beobachtungen haben weitere Autoren gemacht [73, 74, 82]. Unterschiedliche Meinungen werden zu der Frage geäußert, welchen Einfluß die Rotation auf die Spannung des vorderen Kreuzbandes hat. Teilweise wird betont, daß das vordere Kreuzband sich bei Innenrotation anspannt und bei Außenrotation lockert [12, 38, 56, 62], Girgis u. Mitarb. [31] beschreiben jedoch Lockerungen sowohl bei Innenrotation als auch bei Außenrotation in 120° Beugestellung des Kniegelenkes. Nach Durchtrennung des vorderen Kreuzbandes beobachteten Furman u. Mitarb. [26] in rechtwinkliger Beugung des Kniegelenkes sowohl mehr Innen- als auch mehr Außenrotation. Fick [23] sah nach der selben Verletzung eine deutliche Zunahme der Innenrotation und eine geringe Zunahme der Außenrotation.

Das hintere Kreuzband (Abb. 11 a-c) ist kräftiger als das vordere Kreuzband und etwa ähnlich lang [31]. Es liegt zwischen dem vorderen Anteil der medialen Fläche der Fossa intercondylica und der dorsalen tibialen Intercondylenregion dicht unterhalb des Gelenkniveaus. Vor und hinter dem Kreuzband werden relativ häufig [8, 31, 50] Zusatzbänder gefunden (Ligamentum meniscofemorale anterius = Ligamentum Humphry und Ligamentum meniscofemorale posterius = Ligamentum Wrisberg, Abb. 12). Sie ziehen das Hinterhorn des Außenmeniskus entsprechend der Spannung des hinteren Kreuzbandes aus der Belastungszone, sind aber für eine ungestörte Gelenkfunktion nicht wesentlich. Auch am hinteren Kreuzband lassen sich zwei funktionelle Einheiten abgrenzen, der anterolaterale und der posteromediale Anteil. Der anterolaterale Anteil ist in Streckung locker und in Beugung gespannt, während der posteromediale Anteil in Streckung und in Beugung gespannt ist [59]. Doch auch hier sind die Ansichten unterschiedlich: Fick [23] sowie Girgis u. Mitarb. [31] beschreiben den posteromedialen Anteil des hinteren Kreuzbandes in Beugestellung als gelockert. Brantigan u. Voshell [6] sowie Palmer [82] betonen, daß über den gesamten Bewegungsablauf einige Kreuzbandfasern gespannt sind und daß die Spannung in Streckstellung mehr bei den hinteren und in Beugestellung mehr bei den vorderen Fasern entwickelt ist. Das hintere Kreuzband ist für viele Autoren der zentrale Stabilisator des Kniegelenkes [41, 43, 44, 54]. Es liegt nahezu vertikal als kurze femorotibiale Verbindung in der Nähe des axialen Drehpunktes des Kniegelenkes [12, 23, 49, 51, 62, 82, 93, 94]. Seine Verletzung oder Durchtrennung ist mit einer auffälligen Schubladeninstabilität verbunden.

Diese verwirrende Vielzahl von funktionell-anatomischen und pathomechanischen Beobachtungen wird in die Diagnostik und Behandlung der Kniebandverletzungen miteinbezogen. Daraus werden Systeme und Schemata abgeleitet. Es ist für den Kliniker sinnvoll, dabei nicht vom anatomischen Substrat, sondern vom Symptom auszugehen und daraus auf die anatomisch-pathologischen Veränderungen zu schließen. Unter dem Eindruck der geschilderten widersprüchlichen Aussagen wurden folgende Fragen experimentell untersucht:

1. Welche Verletzungen liegen den seitlichen Instabilitäten zugrunde?
2. Unter welchen Bedingungen entstehen Schubladeninstabilitäten?
3. Wodurch werden Rotations- und Komplexinstabilitäten hervorgerufen?
4. Wie verhält sich die Spannung einzelner Bänder und Bandanteile in Neutralstellung und bei verschiedenartigen Belastungen tatsächlich?
5. Welche diagnostischen und therapeutischen Konsequenzen sind zu ziehen?

Methodisch wurde gegenüber den vorbeschriebenen Verfahren exakter vorgegangen. Bei den Durchtrennungsversuchen wurden Röntgenmessungen eingesetzt. Die Belastungen wurden definiert und waren weitgehend frei von subjektiven Einflüssen des Untersuchers. Die Spannungsmessungen wurden mit einfachen Mitteln durchgeführt, die jedoch eine objektive Einstellung und gut reproduzierbare sukzessive Beobachtungen der verschiedenen Anteile eines Bandes ermöglichten und keine Probleme der Verankerung mit sich brachten. Das Untersuchungsmaterial (frisch entnommene, unfixierte menschliche Kniegelenke) mußte teilweise kurzfristig tiefgefroren werden, was nach Untersuchungen von Viidik u. Lewin [106] keinen negativen Einfluß auf das mechanische Verhalten der Bänder bedingt. Die Ergebnisse mit Nr. 1.3, 1.4 und 2.1 sind dargestellt unter Einbeziehung einer geringeren Anzahl früher durchgeführter Versuche, wie sie im Literaturverzeichnis [36, 37, 92] aufgeführt sind.

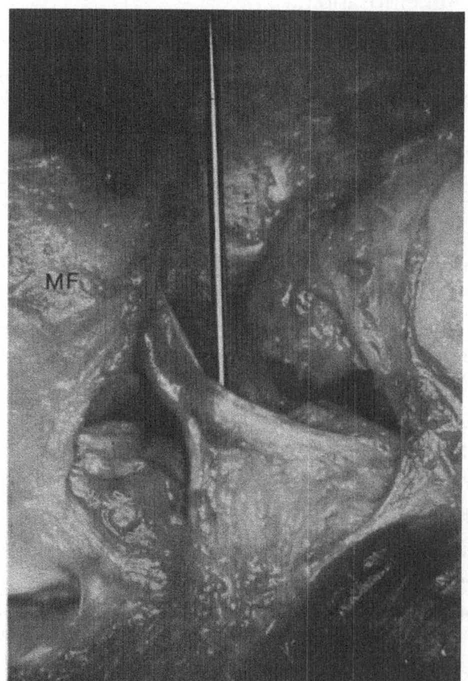

Abb. 12. Rechtes Kniegelenk von dorsal gesehen. Das Ligamentum meniscofemorale posterius = Ligamentum Wrisberg ist mit einem Kirschnerdraht unterfahren.
P Muskelbauch des M. popliteus, *MF* medialer Femurcondylus, noch von der dorsalen Kapsel bedeckt

Material und Methoden

Insgesamt wurden 49 Kniegelenke präpariert. Zu Vorversuchen bzw. anatomischen Darstellungen dienten 12 Kniegelenke. Zu den Messungen wurden 37 Kniegelenke von 36 Personen mit einem Durchschnittsalter von 60,7 Jahren (männlich:weiblich = 2:1) verwendet. Die Kniegelenke wurden mit einem 15–20 cm langen Femurteil und einem 8–10 cm langen Unterschenkelteil inklusive der umgebenden Weichteile Amputations- oder Leichengliedmaßen entnommen, luftdicht verpackt, bei -25°C eingefroren und nach dem Auftauen innerhalb von 4–6 Stunden präpariert. Ausgesondert wurden Gelenke, bei denen alte Bandverletzungen, schwere Arthrosen oder Meniscusläsionen vorlagen. Leichtere degenerative Knorpelveränderungen wurden dagegen nicht besonders beachtet.

Von der Muskulatur blieb lediglich der M. popliteus bestehen. Patella und Ligamentum patellae wurden entfernt. Der synoviale Überzug der Kreuzbänder wurde abpräpariert. Hauptbänder, Kapselbänder und Gelenkkapsel wurden geschont. Je nach Bedarf wurden metallene Markierungen (Kleinfragmentschrauben, Kirschnerdrähte, Drahtschlingen) an Tibia- oder Femurcondylen angebracht. Zwei Corticalis-Stellschrauben, durch die proximale Fibula in die Tibia eingebracht, sicherten das proximale Tibiofibulargelenk und fixierten die laterale Bandspannung möglichst ähnlich den natürlichen Bedingungen.

Jede Messung dauerte ca. 4 Stunden und wurde zur Hälfte der Fälle am Tag nach der Präparation vorgenommen. Zwischenzeitlich wurde das Gelenk luftdicht verpackt im Kühlschrank bei +4°C aufbewahrt. Die Messungen wurden nach Temperaturausgleich bei Zimmertemperatur durchgeführt, durch Beträufeln mit physiologischer Kochsalzlösung wurde eine Austrocknung während des Versuches vermieden. Die Gelenke wurden fortlaufend numeriert [1–37] und konnten in den meisten Fällen für mehrere Versuchsanordnungen verwendet werden. Die Nummern der Kniegelenke sind in der Überschrift der Versuchsbeschreibung jeweils in Klammern angegeben.

1 Stabilitätsverlust nach chirurgisch definierten Bandverletzungen

In diesen Versuchsreihen wurde die Veränderung der passiven Kniebandstabilität, die durch chirurgisch definierte Bandverletzungen erzeugt wurde, röntgenologisch festgehalten. Pro Kniegelenk wurden bis zu 45 Röntgenaufnahmen angefertigt. Zur Auswertung gelangten ca. 1200 Röntgenaufnahmen.

1.1 Valgusinstabilität – relative mediale Aufklappbarkeit in Überstreckung und 20° Beugung

1.1.1 Versuchsanordnung I [3, 7, 8, 10]

Für diese und andere Versuche wurde ein Holzrahmen konstruiert, mit Kantenmaßen 100 x 50 x 30 cm. In diesem wurde das Knie nach Verlängerung mit Rundhölzern seitlich gelagert (Abb. 13). Die Bewegungsebene des Knies von ca. 20°–90° Beugung wurde

14

waagrecht eingestellt und durch Metallbolzen am Ende der Rundhölzer gesichert. Die Auflagepunkte der Rundhölzer blieben in axialer Richtung beweglich. Durch Gewichtsbelastung über einen Bügel, dessen Aufhängung an den Rundhölzern jeweils 15,4 cm vom Kniegelenksspalt entfernt war, wurde der mediale Gelenkspalt in statische Valgusbelastung gebracht (Drehmoment 2,08 mkp). Mit dem seitlich herangeführten Bildverstärker wurden nach vertikaler Einstellung der Röntgenkassette Aufnahmen in Überstreckstellung (Band-Anschlag) und 20° Beugestellung angefertigt (Belichtung 0,24 sec, 50 KV). Mit einem

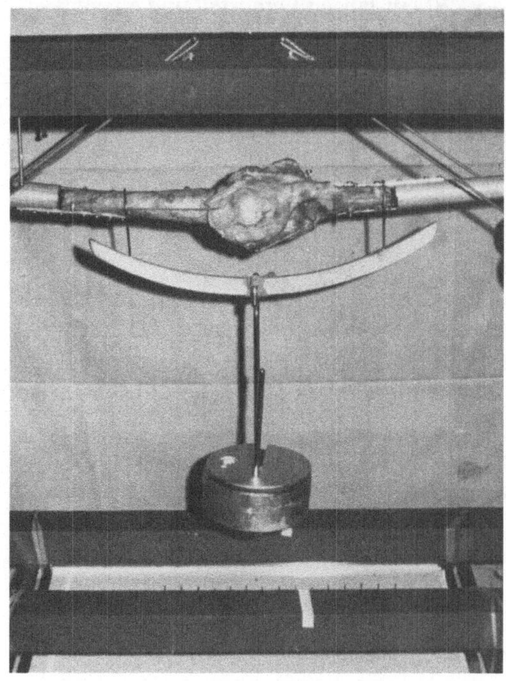

Abb. 13. (1.1.1) Das Kniegelenk ist seitlich in dem Holzrahmen gelagert. Femur und Tibia sind mit Osteosyntheseplatten und Rundhölzern verlängert

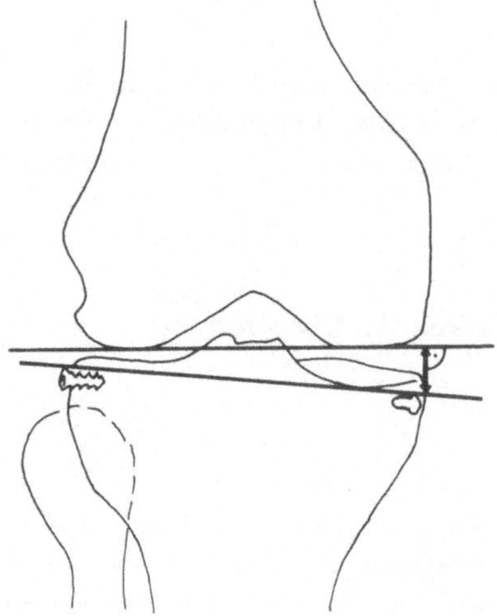

Abb. 14. (1.1.1) Zur Ausmessung der Öffnung des medialen Gelenkspaltes werden Hilfslinien als Tangenten an die Femurcondylen sowie an Markierungen im medialen bzw. lateralen Tibiacondylus gezogen. Gemessen wird der Abstand auf derjenigen Senkrechten zur femoralen Hilfslinie, die die tibiale Hilfslinie an der medialen Kante des Tibiakopfes trifft

feinen Skalpell wurde bei den Knien 3 und 10 zunächst die oberflächliche Schicht des Innenbandes und anschließend die tiefe Schicht des Innenbandes (meniscofemoral) durchtrennt. Bei den Knien 7 und 8 wurde eine umgekehrte Reihenfolge eingehalten. Dann wurde die dorsomediale Gelenkkapsel inklusive des Posterior Oblique Ligament bis zur Kreuzbandregion durchtrennt. Nach jedem Schritt wurde in Überstreckung und in 20° Beugung geröntgt.

Der Bildverstärker wurde gewählt, damit konstanter Objektabstand und zum Axialstrahl senkrechte Kasetteneinstellung gewährleistet waren. Vergrößerungsfehler durch unterschiedlichen Objektabstand oder Verzerrungen waren damit ausgeschlossen.

Über die Meßvorschrift bei der Auswertung der Röntgenbilder in Valgusbelastung gibt Abb. 14 Auskunft.

1.1.2 Versuchsanordnung II [21, 22, 28, 30, 31, 35, 37]

In Vereinfachung der Versuchsanordnung wurde das Kniegelenk mit zwei Steinmann-Nägeln und Gewindebolzen auf einer Arbeitsplatte fixiert (Abb. 15). Metallschienen auf der Unterfläche ermöglichten es, die Arbeitsplatte auf den Kassettenhalter des Bildverstärkers zu schieben. Die Arbeitsplatte war rechtwinklig angeordnet, um in einem weiteren Versuch (1.4) auch die Veränderungen bei axialer Tibia-Rotation beobachten zu können. Valgusbelastung wurde in Überstreckstellung sowie bei 20° Beugung in der Horizontalebene ausgeübt. Mit Hilfe einer Federwaage (Zug von 800 p) wurde ein statisches Drehmoment von 0,304 mkp über einen in der Nähe der Evolute in Femurcondylus befestigten 38 cm langen Bügel erzeugt. Die Verringerung des Drehmomentes gegenüber der Versuchsanordnung I hat die Instabilität nicht beeinflußt. Bei den Kniegelenken 28, 30, 31, 35, 37 wurde erst die oberflächliche Schicht, dann die tiefe Schicht des Innenbandes durchtrennt, während bei den Kniegelenken 21 und 22 die umgekehrte Reihenfolge eingehalten wurde. Die weiteren Schritte waren die Durchtrennung der dorsomedialen Kapsel und des hinteren Kreuzbandes.

1.2 Varusinstabilität – relative laterale Aufklappbarkeit in Überstreckung und 20° Beugung

1.2.1 Versuchsanordnung I [4, 6]

Die Versuchsanordnung entsprach der unter 1.1.1 beschriebenen.

1.2.2 Versuchsanordnung II [29, 32, 33, 34, 36]

Der Versuch wurde in gleicher Anordnung wie bei 1.1.2 beschrieben durchgeführt. Die Reihenfolge der einzelnen Durchtrennungsschritte war: Außenband, laterale Kapsel, dorsolaterale Kapsel mit Arcuatum-Komplex, vorderes [32, 34, 36] bzw. hinteres Kreuzband [29, 33].

1.3 Schubladeninstabilität am rechtwinklig gebeugten Kniegelenk

1.3.1 Schubladenbeweglichkeit am intakten Kniegelenk [3, 5, 11, 13]

In den unter 1.1 beschriebenen Rahmen wurde das Kniegelenk in 90º Beugung eingesetzt. Medialer und lateraler Tibiacondylus erhielten getrennte Markierungen mit Kleinfragmentschrauben. Zusätzlich wurde eine Corticalis-Schraube in die vordere Tibia eingebracht, an welcher über Seilzüge und Rollen medial und lateral zwei getrennte statische

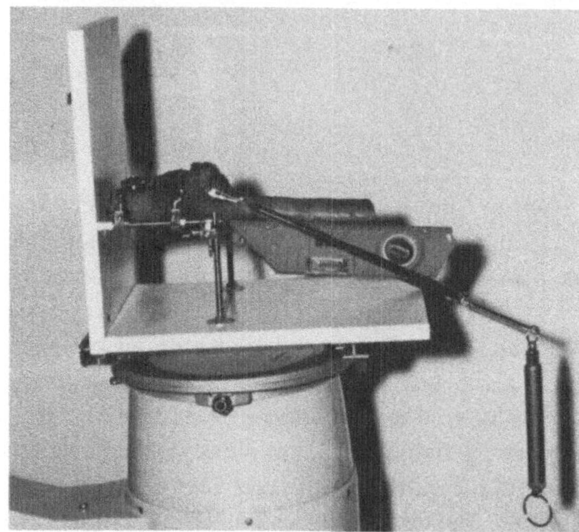

Abb. 15 a. (1.1.2) Montage des Kniegelenkes auf einer rechtwinklig angeordne-
ten Arbeitsplatte und Fixation auf dem
Bildverstärker. Das Kniegelenk liegt in
Streckstellung, die Ventralseite zeigt
nach unten. Auf der Vorderseite des
Femurknochens ist eine Wasserwaage
angebracht. Im Femurcondylus ist der
Arbeitsbügel (*schwarz*) befestigt, an dem
die Federwaage hängt. Zur Valgusbelastung wird der Arbeitsbügel in Verlängerung der Tibiaachse gebracht. Der
Femurknochen wird dabei in Streckung
bzw. in 20º Beugung gehalten

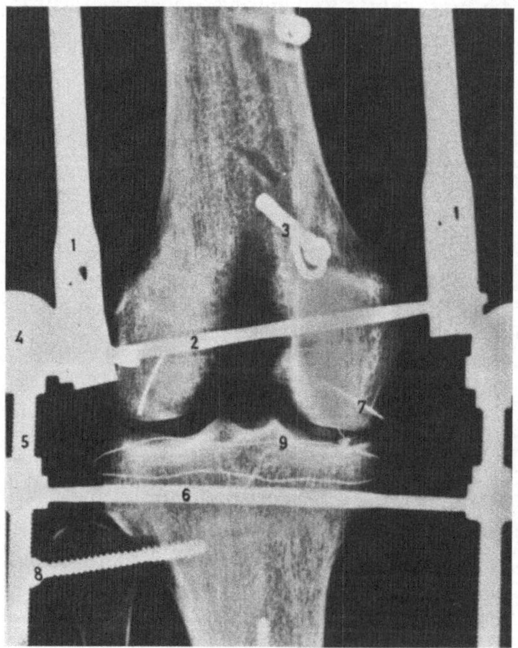

Abb. 15 b. (1.1.2) Die Röntgenaufnahme eines nach Abb. 15 a montierten Kniegelenkes zeigt folgende Strukturen: *1* Arbeitsbügel, *2* Achse des
Arbeitsbügels, *3* Schraube für Wasserwaage, *4* Fixationsgelenke, *5* Gewindebolzen, *6* oberer Steinmann-Nagel in der
Tibia, *7* Markierung in den Femurcondylen, *8* Corticalis-Stellschraube in der
Fibula, *9* Drahtschlinge zur Markierung
der Tibiagelenkkante

Belastungen von je 2,5 kp angriffen (Abb. 16). Die Tibia wurde in Neutral-Rotation gehalten. Belastungen erfolgten im Sinne einer vorderen und einer hinteren Schublade. Die Verschiebung des medialen und lateralen Tibiacondylus wurde getrennt auf seitlichen Röntgenaufnahmen festgehalten und gemessen. Über den Meßvorgang orientiert Abb. 17. Aus der Verschiebung des medialen und lateralen Tibiacondylus wurde ein mittlerer Wert errechnet, der etwa der Verschiebung der Eminentia intercondylica entsprach. Der systematische Vergrößerungsfehler von etwa 10% für den konstant kassettenfern eingestellten lateralen Femurcondylus ist in Abb. 18 dargestellt. Da mit Differenzen gearbeitet wurde und das Kniegelenk möglichst nahe dem Zentralstrahl des Röntgengerätes eingestellt wurde, ist dieser Vergrößerungsfehler für den lateralen Tibiacondylus als gering anzusetzen.

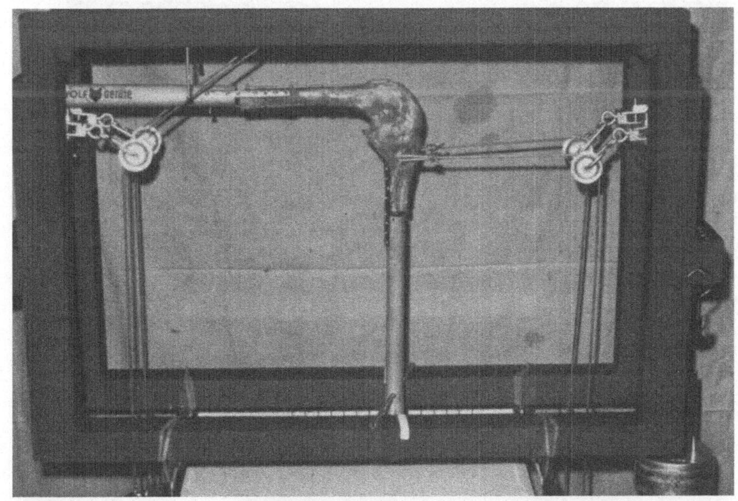

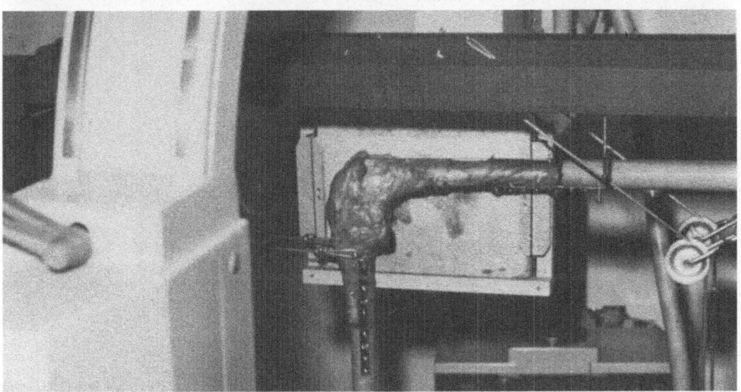

Abb. 16. (1.3.1) Das Kniegelenk ist zur vorderen Schubladenbelastung vorbereitet. Das Femur ist fixiert. Durch einen Metallbolzen kann die Tibiarotation eingestellt und gehalten werden. Die Kassette des Bildverstärkers wird genau vertikal eingestellt und an die Medialseite des Kniegelenkes herangefahren

18

1.3.2 Schubladeninstabilität nach isolierter Durchtrennung des vorderen Kreuzbandes
[5, 11, 13]

1.3.3 Schubladeninstabilität nach isolierter Durchtrennung des hinteren Kreuzbandes
[5, 11]

Bei den Versuchen 1.3.2 und 1.3.3 wurde die Anordnung wie unter 1.3.1 beschrieben weiterverwendet. Nach Durchtrennung des vorderen bzw. des hinteren Kreuzbandes wurde die Zunahme der Instabilität wiederum röntgenologisch nachgewiesen. Im Versuch 1.3.3 ist die Durchtrennung des hinteren Kreuzbandes mit „isoliert" bezeichnet, obwohl

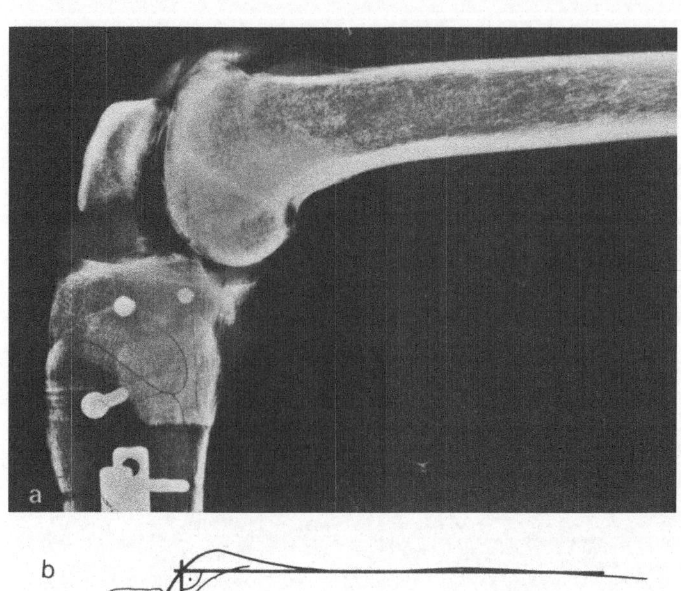

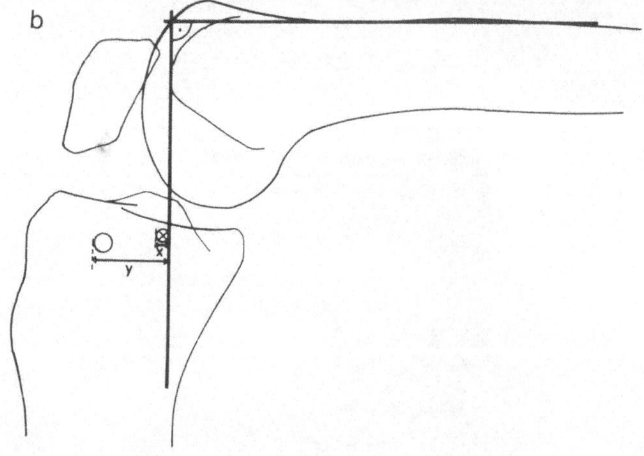

Abb. 17. (1.3.1) **a** Seitliches Röntgenbild bei vorderer Schubladenbelastung. Medialer und lateraler Tibiacondylus sind gesondert markiert. Für beide Tibiacondylen wird eine gemeinsame Hilfslinie konstruiert, die senkrecht zur vorderen Femurkante durch die distale Kontur der Fossa intercondylica verläuft. **b** Gemessen wird der Abstand der vorderen Begrenzung des Schraubenkopfes zur Hilfslinie (x bzw. y).
⊗ Medialer Femurcondylus, ○ lateraler Femurcondylus

im Vorversuch 1.3.2 bereits das vordere Kreuzband durchtrennt wurde. Dies ist möglich, da vorderes und hinteres Kreuzband in der Schubladenstabilisierung des Kniegelenkes bei 90° Beugung weitgehend unabhängig voneinander sind.

1.3.4 Ventralverschiebung des medialen Tibiacondylus bei zunehmender anteromedialer Bandverletzung und vorderer Schubladenbelastung in Außenrotation

In diesem Versuch sind die Bedingungen des SLOCUM-Testes der Außenrotationsinstabilität erfüllt. „Anteromediale Bandverletzung" bedeutet, daß nach schrittweiser chirurgischer Dissektion der peripheren medialen Kapselbandstrukturen das vordere Kreuzband durchtrennt wurde. Entsprechendes gilt unten für die Begriffe „anterolaterale Bandverletzung", „posterolaterale Bandverletzung", „posteromediale Bandverletzung".

1.3.4.1 Versuchsaufbau I [1, 2, 8, 12]. Das Kniegelenk wurde wie unter 1.3.1 beschrieben montiert. Die Tibia wurde jedoch durch einen Metallbolzen im distalen Rundholz in 20° Außenrotation gehalten. Die vordere Schubladenbelastung wurde wiederum durch je ein am medialen und lateralen Tibiakopf einwirkendes Gewicht von 2,5 kp erzeugt. Seitliche Röntgenaufnahmen zeigten die Verschiebung des medialen Tibiacondylus. Die Reihenfolge der Bandläsion: tiefe Schicht des Innenbandes (meniscofemoral), oberflächliche Schicht des Innenbandes, dorsomediale Kapsel, vorderes Kreuzband. Die Art der Ausmessung wird in Abb. 17 dargestellt.

1.3.4.2 Versuchsaufbau II [17–22]. Das Kniegelenk wurde auf die im Abschnitt 1.1.2 beschriebene Arbeitsplatte montiert, die ihrerseits auf den Kassettenhalter des Bildverstärkers geschoben wurde (Abb. 19). Die Außenrotation der Tibia wurde bei 90° Kniebeugung durch Innenrotation des Femur mit einem Drehmoment von 1 mkp bis zum

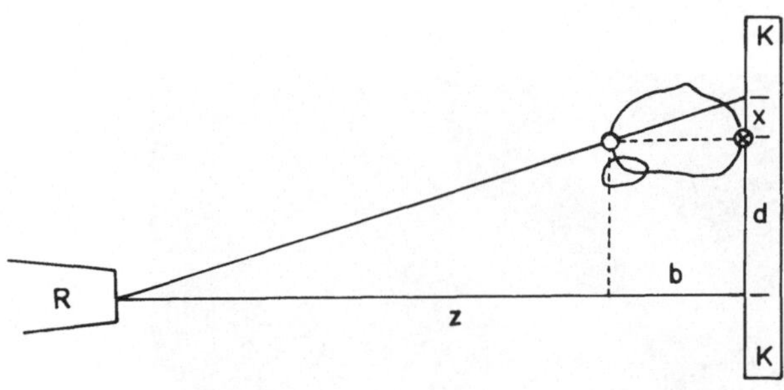

Abb. 18. (1.3.1) Röntgen-Messung. Sytematischer Vergrößerungsfehler für die kasettenferne Position des lateralen Tibiacondylus. Eingezeichnet ist ein linkes Knie mit Tibia-Aufsicht.

Es gilt $\dfrac{x+d}{z} = \dfrac{x}{b}$ und $\dfrac{x}{x+d} = \dfrac{b}{z}$.

Der prozentuale Vergrößerungsfehler für den Abstand d zum Zentralstrahl z ist

$$100 \cdot \frac{x}{x+d} = 100 \cdot \frac{b}{z} \; .$$

Bei einer Länge des Zentralstrahles z (Film-Focus-Abstand) von 70 cm und einer Breite des Tibiacondylus b von 7 cm sind dies 10%. Entsprechendes gilt für alle Röntgenaufnahmen mit dem Bildverstärker.

R Röntgenröhre, *K* Kassette

Bandanschlag ausgeführt. Zusätzlich wurde durch dorsalwärts gerichteten Zug am Femur eine statische vordere Schubladenbelastung von 3 kp angesetzt. Die Verschiebung des medialen Tibiacondylus wurde nach schrittweiser chirurgischer Bandverletzung in der unter 1.3.4.1 angegebenen Reihenfolge durch axiale Röntgenaufnahmen festgehalten. Die Meßvorschrift ist in Abb. 20 aufgezeichnet.

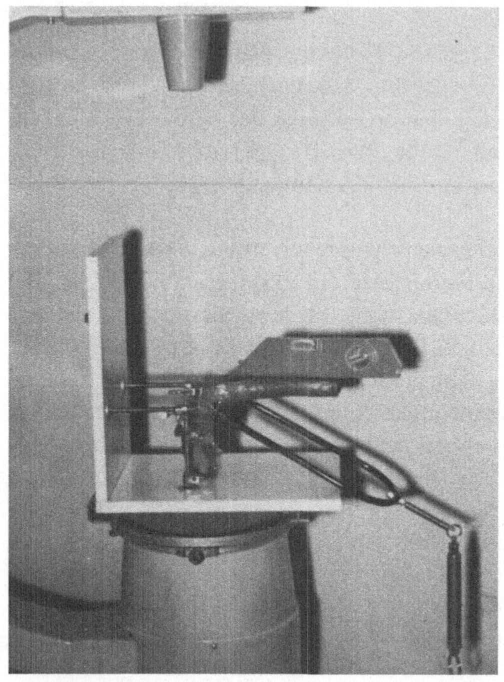

Abb. 19 a. (1.3.4.2) Das Kniegelenk wird in rechtwinkliger Beugung (Kontrolle durch Wasserwaage) auf der am Bildverstärker angebrachten Arbeitsplatte montiert. Der mit Achse in den Femurcondylen befestigte Arbeitsbügel wird zur Messung senkrecht zur Tibiaachse eingestellt. Über den Bügel kann jede Form der Belastung ausgeübt werden

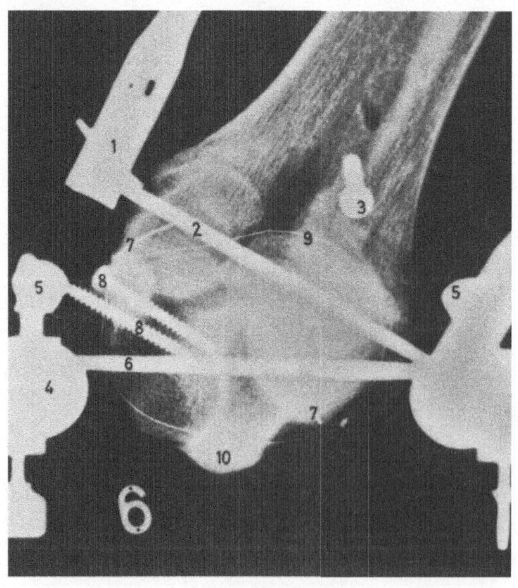

Abb. 19 b. (1.3.4.2) Die axiale Röntgenaufnahme nach Abb. 19 a montierten Kniegelenkes zeigt folgende Strukturen: *1* Arbeitsbügel, *2* Achse des Arbeitsbügel, *3* Schraube für Wasserwaage, *4* Gwindebolzen, *5* Flügelmuttern zur Fixation der Steinmann-Nägel in der Tibia, *7* Markierung in den Femurcondylen, *8* Corticalis-Schraube zur Fixation der Fibula, *9* Drahtschlinge zur Markierung der Tibia-Gelenkkante, *10* Tuberositas tibiae

1.3.5 Ventralverschiebung der Eminentia intercondylica bei zunehmender anteromedialer Bandverletzung und vorderer Schubladenbelastung in Neutral-Rotation [1, 2, 8, 12, 17–22]

Der Versuchsaufbau glich dem in 1.3.4 beschriebenen. Die Tibia wurde jedoch auf Neutral-Rotation (Null-Rotation) eingestellt. Aus der Verschiebung des medialen und des lateralen Tibiacondylus bei den Gelenken 1, 2, 8, 12 wurde ein mittlerer Wert errechnet, der etwa der Verschiebung der Eminentia intercondylica entsprach. Bei den Kniegelenken 17–22 wurde die Verschiebung der Eminentia intercondylica direkt gemessen (Abb. 21).

1.3.6 Ventralverschiebung der Eminentia intercondylica bei zunehmender anterolateraler Bandverletzung und vorderer Schubladenbelastung in Neutral-Rotation [4, 6, 13]

Das Kniegelenk wurde wie im Versuch 1.3.4.1 vorbereitet. Es wurde jedoch eine andere Verletzungsreihenfolge gewählt: Außenbandapparat inklusive lateraler Kapsel, Arcuatum-Komplex und dorsolaterale Kapsel, anschließend vorderes Kreuzband.

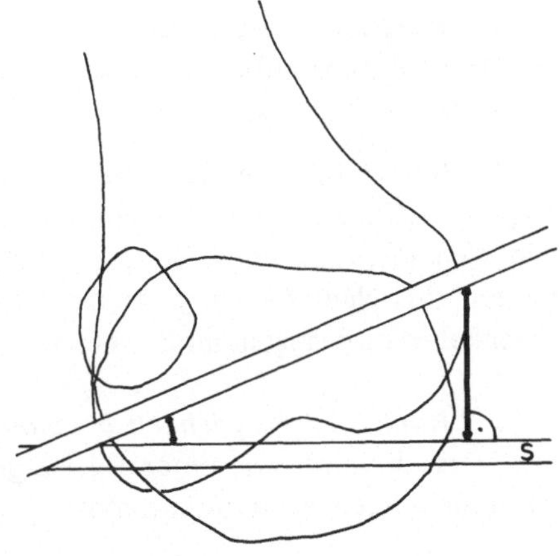

Abb. 20. (1.3.4.2) Die Verschiebung des medialen Tibiacondylus in den axialen Röntgenaufnahmen. Es wird die Strecke auf der Senkrechten zu den die Tibia fixierenden Steinmann-Nägeln (*S*) gemessen, die die Kreuzung zwischen Achse des Arbeitsbügels (ebenfalls Steinmann-Nagel) und medialem Femurcondylus trifft. Für die spätere Messung der Rotationsbeweglichkeit (Abb. 33–36) wird der Winkel zwischen beiden Steinmann-Nägeln bestimmt

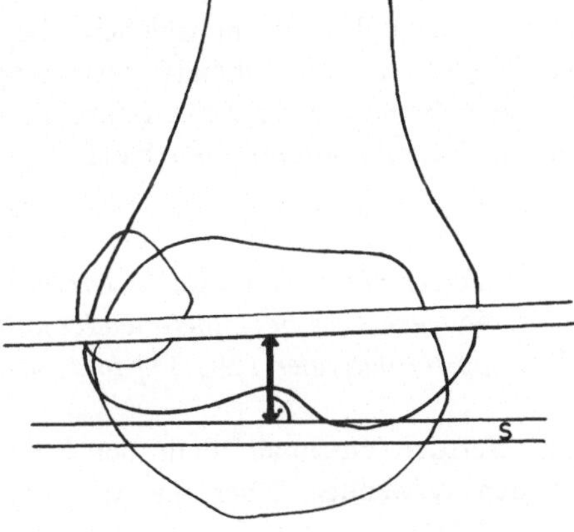

Abb. 21. (1.3.6) Als Maß für die Verschiebung der Eminentia intercondylica gilt der Abstand der Steinmann-Nägel in der Tibia (*S*) zur Achse des Arbeitsbügels in den Femurcondylen. Es wird diejenige Senkrechte auf den Steinmann-Nägeln in der Tibia gewählt, die durch die Einsenkung der Fossa intercondylica läuft

1.4 Rotations- und Komplexinstabilität

In diesen Versuchen wurden die Veränderungen der passiven Rotationsbeweglichkeit bei peripheren und zentralen Bandverletzungen des Kniegelenkes geprüft. Weiterhin wurde die Änderung des normalerweise in der Nähe des medialen Intercondylenhöckers befindlichen axialen Drehpunktes („pivot point") dargestellt.

1.4.1 Änderung der passiven Rotationsbeweglichkeit des rechtwinklig gebeugten Kniegelenkes bei zunehmender Bandverletzung

1.4.1.1 Rotationsbeweglichkeit bei zunehmender anteromedialer Bandverletzung [17–22]. Das Knie wurde nach dem Versuchsschema 1.3.4.2 montiert. Über das beweglich gehaltene Femur wurde ein Drehmoment von 1 mkp ausgeübt. Auf axialen Röntgenaufnahmen wurde der Winkel zwischen den die Tibia fixierenden Steinmann-Nägeln und der durch die Femurcondylen geführten Drehachse des Metallbügels bestimmt (Abb. 20). Die Reihenfolge der Verletzung entspricht der bei 1.3.4.2 beschriebenen. Die Neutralstellung wurde geschätzt.

1.4.1.2 Rotationsbeweglichkeit bei zunehmender anterolateraler Bandverletzung [32, 34, 36]. Der Versuchsaufbau entsprach 1.3.4.2. Das Drehmoment wurde auf 0,19 mkp (38 cm Hebel, 500 p Zug) reduziert.

Die Reihenfolge der Durchtrennungsschritte war: Außenband, laterale meniscotibiale Kapsel, Außenmeniscus, Arcuatum-Komplex, dorsolaterale Kapsel, vorderes Kreuzband. Die Veränderungen des Rotationswinkels wurden auf axialen Röntgenaufnahmen gemessen. Als Neutralstellung wurde entsprechend den Ergebnissen von 1.4.1.1 eine Unterschenkelrotation angenommen, bei der 17° Innenrotation möglich war.

1.4.1.3 Rotationsbeweglichkeit bei zunehmender posterolateraler Bandverletzung [29,33]. Der Versuch wurde wie unter 1.4.1.2 gestaltet, jedoch wurde als letztes statt des vorderen das hintere Kreuzband durchtrennt.

1.4.1.4 Rotationsbeweglichkeit bei zunehmender posteromedialer Bandverletzung [28, 30, 31, 35, 37]. Die prinzipielle Versuchsanordnung entsprach Abschnitt 1.4.1.2. Gegenüber dem Versuch 1.4.1.1, in welchem die anteromediale Bandverletzung gemessen wurde, wurde hier eine abweichende Verletzungsreihenfolge eingehalten: oberflächliche Schicht des Innenbandes, tiefe Schicht des Innenbandes (meniscotibial), Innenmeniscus, dorsomediale Kapsel, hinteres Kreuzband.

1.4.2 Verschiebung des axialen Drehpunktes („pivot point") des rechtwinklig gebeugten Kniegelenkes bei zunehmender anteromedialer [16–22], anterolateraler [32, 34, 36], posterolateraler [29, 33] und posteromedialer [28, 30, 31, 35, 37] Bandverletzung

Der Versuch entsprach dem bei 1.4.1 angegebenen Verfahren. Dieselben Kniegelenke wurden verwendet. Über die Mittelsenkrechten auf der Verschiebestrecke identischer

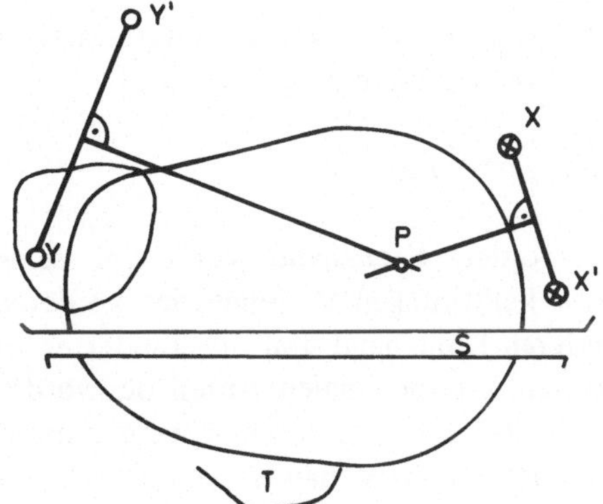

Abb. 22. (1.4.2) Konstruktion des Drehpunktes P über die Mittelsenkrechten auf der Verschiebestrecke von Markierungen am medialen (x − x') und lateralen (y − y') Femurcondylus.
S Steinmann-Nagel in der Tibia, T Tuberositas tibiae

Markierungen an den Femurcondylen konnte der Drehpunkt des rotierenden Unterschenkels graphisch ermittelt werden, wenn die durch eine Drahtschlinge markierten Konturen des Tibiakopfes über Umrißzeichnungen auf Pergamentfolie zur Deckung gebracht wurden (Abb. 22). Die Bestimmung des Drehpunktes wurde nach jedem Schritt der Banddurchtrennung wiederholt. Die Drehpunkte einer Versuchsgruppe wurden auf Schablonen übertragen. Diese Drehpunkte sind lediglich durch die Endpunkte von Innen- und Außenrotation bestimmt. Die Darstellung ist wegen der Übertragung auf eine Schablone schematisch anzusehen.

1.4.3 Verschiebung des axialen Drehpunktes des rechtwinklig gebeugten Kniegelenkes bei primärer Durchtrennung zentraler Bandstrukturen [14, 15]

In Abweichung zum oben beschriebenen Versuch 1.4.1 wurden zunächst zentrale Bandstrukturen durchtrennt (bei Knie 14 zuerst das vordere Kreuzband, dann das Innenband; bei Knie 15 vorderes, dann hinteres Kreuzband, dann Außenband).

2 Spannungsänderung der Kniegelenksbänder im Verlauf verschiedenartiger passiver Bewegungen [23–37]

In dieser Versuchsserie mit 15 Kniegelenken wurde die Änderung des relativen Spannungszustandes der vier Hauptbänder im Bewegungsablauf des Kniegelenkes aufgezeichnet. Da im Bewegungsablauf Bandspannungen (Fasern gestreckt) mit Bandlockerungen (Fasern gewellt) abwechseln, mußte eine für beide Zustände gemeinsam geltende Versuchsanordnung gefunden werden. Das Prinzip der Dehnungsmeßstreifen ist nur für umgrenzte Bandspannungen verwendbar, zudem bestehen erhebliche Probleme mit der Fixation.

Das hier vorgestellte Prinzip beruht darauf, die relative Bandspannung (Spannungs- und Lockerungsphase) nicht im Faserverlauf, sondern möglichst im rechten Winkel zum Faserverlauf aufzuzeichnen.

2.1 Spannungsänderung des anteromedialen Anteiles des vorderen Kreuzbandes — Versuchsanordnung I [23—27]

2.1.1 Präparation

Das vordere Kreuzband wurde von seinem synovialen Überzug befreit. Die Resektion eines keilförmigen Anteiles der vorderen Femurrollen ermöglichte freien Zugang zum vorderen Kreuzband und ungehindertes Spiel des Ableitungsdrahtes auch in Streckstellung. An den anteromedialen Anteil des vorderen Kreuzbandes wurde in der Mitte der Bandlänge eine 2 x 0 Mersilene-Umstechungsnaht angelegt, die ca. 2 mm^2 des Querschnittes des vorderen Kreuzbandes umfaßte (Abb. 23). Der Verlauf der umnähten Fasern wurde bis zum femoralen Ansatz verfolgt. Hier wurde eine Kleinfragment-Spongiosaschraube in den lateralen Femurcondylus eingedreht, an welcher der Draht über eine Kerbe punktförmig (dem Faseransatz entsprechend) befestigt werden konnte.

2.1.2 Montage

Das Kniegelenk wurde nach Entfernung der Kniescheibe mit zwei Steinmann-Nägeln und Gewindebolzen auf einer Arbeitsplatte fixiert. Diese wiederum wurde mit einer Zwinge am Arbeitstisch befestigt (Abb. 24). Die Fibula war durch zwei Stellschrauben mit der Tibia verbunden. Weiterhin waren auf der Arbeitsplatte angebracht: ein Stützbügel, eine Rolle und eine Auflage für die Stablampe. Der Stützbügel war gesondert rückwärts des Kniegelenkes an der Arbeitsplatte angebracht und stabilisierte die Arbeitsebene für die Rotations- und Schubladenbewegungen in der Horizontalebene senkrecht zur Unterschenkelachse. Auf dem Bügel konnten zur Markierung kleine Reiter aus Metall befestigt werden. Die Rolle war vor dem Kniegelenk auf einer Achse gelagert, die über seitliche Gewinde-

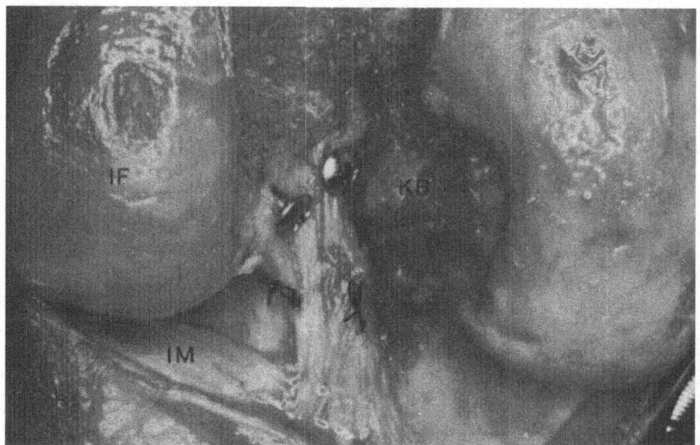

Abb. 23. (2.1.1) Präparation des anteromedialen Anteiles und des posterolateralen Anteiles des vorderen Kreuzbandes, die in Bandmitte mit Mersilene-Nähten versehen sind. Außerdem sind die femoralen Ansätze der betreffenden Fasern durch Kleinfragmentschrauben markiert.
IF lateraler Femurcondylus, *lM* lateraler Meniscus, *KB* hinterer Kreuzbandansatz

bolzen in ihrer Höhe verstellbar war. Dies war notwendig, um senkrecht zum Bandverlauf gerichtete Ableitungen zu ermöglichen. Die Auflage für die Stablampe aus 1/2 mm starkem Kupferblech befand sich im vorderen Anteil der Arbeitsplatte. Auf sie wurde die Stablampe in einer querverlaufenden Nute aufgelegt, so daß Kippungen und seitliche Verschiebungen möglich, Verschiebungen nach vorn und hinten jedoch verhindert wurden.

Das Femur wurde in Höhe der Bandansätze (in der Nähe der Evolute) mit einem querverlaufenden Steinmann-Nagel versehen, an welchem ein weiterer (schwarz gefärbter, Abb. 24) Metallbügel befestigt wurde. Über diesen Arbeitsbügel wurden die verschiedenen Rotationsbelastungen durch Bewegungen des Femur mit einem Drehmoment von 0,19 mkp ausgeübt. Außenrotation wurde z.B. durch Innendrehung des Femur erzeugt. Zur genauen Einstellung war am Ende des 38 cm langen Arbeitsbügels eine Federwaage mit einem Meßbereich von 0−1000 p angebracht. Weiterhin war am Femur eine Wasserwaage angeschraubt, mit der der Beugewinkel genau reproduzierbar eingestellt werden konnte. Die Libelle der Wasserwaage war in eine bewegliche kreisrunde Scheibe mit einer 360°-Skala eingearbeitet. Das Femur konnte zwischen Überstreckung (ÜS) und Überbeugung (ÜB) frei in dem Arbeitsbügel bewegt werden.

An die Mersilene-Naht im anteromedialen Anteil des vorderen Kreuzbandes wurde ein 4 x 0 Draht angeschlossen, der frei von Knochenkontakt über die oben beschriebene Rolle zu einer Stablampe geführt und an dieser befestigt wurde. Der Abstand Drahtaufhängung-Auflagepunkt der Stablampe betrug 18 cm, der Abstand Auflagepunkt-Projektionsfläche betrug 210 cm. Daraus ergab sich ein Vergrößerungsfaktor von 11,67, d.h. bei einer Auslenkung der Lichtmarke von ca. 11,7 mm war eine seitliche Bandverschiebung von 1 mm vorhanden bzw. 10 mm Auslenkung der Lichtmarke entsprachen 0,84 mm seitlicher Bandverschiebung. Die Stablampe zog mit einem Gewicht von 150 p in ventraler Richtung an dem am Kreuzband befestigten Draht.

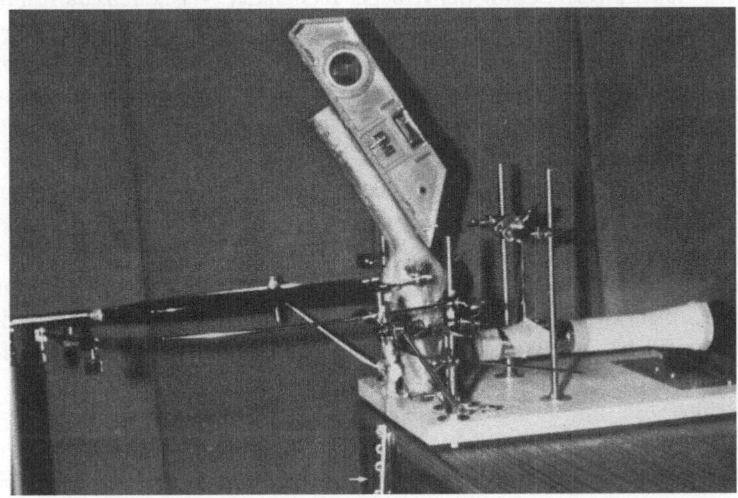

Abb. 24. (2.1.2) Montage des Kniegelenkes zur Spannungsmessung. Der Arbeitsbügel ist auf einem Stützbügel senkrecht zur Tibia-Achse gelagert. Die Stablampe zieht mit einem Eigengewicht von 150 p am abgeleiteten Bandanteil. Die Wasserwaage mit drehbarer Libelle ist auf der Ventralfläche des Femur angeschraubt. Das dorsalgerichtete Zuggewicht (für Versuchsanordnung II siehe unten) ist zur Demonstration angehängt (*Pfeil*). Am linken Bildrand ist die an den Arbeitsbügel angeschlossene Federwaage sichtbar

26

2.1.3 Meßvorgang

Der Bewegungsumfang des Kniegelenkes reichte vom Band-Anschlag in Überstreckung (ÜS) bis zum Band-Anschlag in Überbeugung (ÜB). Dazwischen lag die 10° Skala der verschiedenen Beugewinkel, angefangen bei 0° Streckung. Mit der Wasserwaage wurde in Abständen von 10° der gewünschte Beugewinkel eingestellt. In jeder Beugestellung wurde zunächst die Auslenkung des Lichtstrahles für Neutralstellung, dann für Innenrotation und anschließend für Außenrotation auf der Projektionsfläche gemessen. Als Neutralstellung wurde die Mitte zwischen Innen- und Außenrotation bei 90° Beugung definiert. Eine Senkung des Leuchtpfeiles auf der Projektionsfläche bedeutete Ventralverschiebung des abgeleiteten Faserbündels, die sowohl durch eine Lockerung des Bandes als auch durch eine ventralgerichtete Winkelbewegung des gesamten Kreuzbandes (z.B. Streckung) hervorgerufen werden konnte. Umgekehrt zeigt die Hebung des Leuchtpfeiles auf der Projektionsfläche eine Dorsalverschiebung des abgegriffenen Faserbündels an, die sowohl durch Bandspannung als auch durch eine dorsalgerichtete Winkelbewegung des vorderen Kreuzbandes (z.B. Beugung) erzeugt werden konnte.

Bei Neutralstellung kam es durch das Zuggewicht der Stablampe gelegentlich zu einer allmählichen hinteren Schubladenbewegung durch Ventralwanderung des Femur, so daß dieser Wert schnell abgelesen werden mußte. Bei Innenrotation bzw. Außenrotation war dagegen das Femur gegenüber der Tibia durch das Drehmoment stabilisiert.

Anschließend wurde eine entsprechende Meßreihe mit Ableitung am femoralen Bandansatz durchgeführt.

2.2 Spannungsänderung der Kniegelenksbänder – Versuchsanordnung II [28–37]

Da die unter 2.1 beschriebene Versuchsanordnung bis zur Bestimmung der tatsächlichen relativen Bandspannung durch die zusätzlich notwendigen Ableitungen am femoralen Bandansatz und die rechnerische Reduktion seiner Verlaufskurve sehr aufwendig waren, wurde ein einfacheres Verfahren entwickelt. Bei diesem wurde die relative Bandspannung als Differenz zwischen der seitlichen Bandauslenkung bei Zug nach ventral und der seitlichen Bandauslenkung bei Zug nach dorsal ermittelt. Die Stablampe blieb jeweils am vorderen Ableitungsdraht befestigt. Der Teil des Versuches mit ventraler Zugrichtung entsprach dem oben beschriebenen Versuch 2.1 (Abb. 25). Die unterschiedlichen Meßprinzipien zwischen beiden Versuchsanordnungen sind in Abb. 26 dargestellt. Das Ausmaß der seitlich zum Bandverlauf gemessenen Bandauslenkung war damit unabhängig von der räumlichen Stellung des Bandes, die durch die Relativbewegung von Femur und Tibia bedingt ist und in die Bandauslenkung im Versuch 2.1 mit einging. Insgesamt wurden je Kniegelenk 8 Ableitungsdrähte angenäht: 2 Drähte am vorderen, 3 Drähte am hinteren Kreuzband, 2 Drähte am Innenband, 1 Draht am Außenband (Abb. 27).

2.2.1 Präparation

2.2.1.1 Vorderes Kreuzband. Die Kniescheibe und die unmittelbar angrenzenden Retinacula wurden entfernt. Von den Kreuzbändern mußte der häufig recht kräftige synoviale Überzug abpräpariert werden. Dorsal wurde das quer zwischen den Femurcondylen über dem hinteren Kreuzband verlaufende Ligamentum popliteum obliquum reseziert. Aus dem distalen ventralen Femur wurde ein bis in die Gelenkfläche reichender Knochenkeil herausgesägt, um eine freie Ableitung zu ermöglichen (Abb. 28). In ca. 150° Kniebeugung wurde am anteromedialen (Ableitung 1) und posterolateralen Anteil (Ableitung 2) des vorderen Kreuzbandes in spezieller, gegen ein Verrutschen und Verdrehen sichernder Weise eine 4 x 0 atraumatische Drahtnaht gelegt (Abb. 27). Die Drähte umfaßten in der Mitte der Bandlänge nur einen Teil der Fasern mit einem Querschnitt von ca. 2 mm^2. Die Drähte wurden nach ventral und nach dorsal herausgeleitet (Abb. 27). Dabei wurde darauf geachtet, daß nicht andere Band- oder Kapselanteile mitgefaßt wurden.

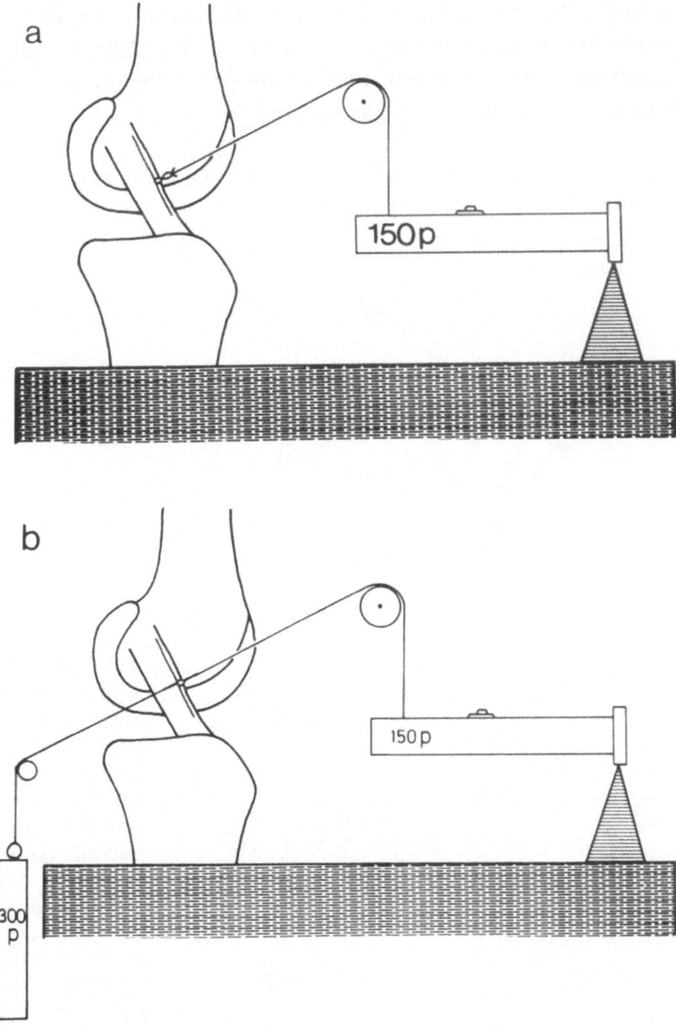

Abb. 25 a, b. (2.2) Schematische Zeichnung der Versuchsanordnung II. In einem ersten Schritt (**a**) wird der Kurvenverlauf bei ventraler Ableitung mit 150 p Zug nach ventral (entsprechend Versuchsanordnung I) aufgezeichnet. Im zweiten Schritt (**b**) wird der Kurvenverlauf bei ventraler Ableitung mit 150 p Zug nach dorsal (300 p − 150 p) ermittelt

28

2.2.1.2 Hinteres Kreuzband. Dann wurden in ähnlicher Weise drei Drähte an der Mitte des hinteren Kreuzbandes angebracht: Ein ventraler Draht an dem in Kniebeugung am weitesten vorstehenden Anteil des vorderen Kreuzbandes (Ableitung 3), ein medialer Draht am freien dorsomedialen Rand (Ableitung 4) und ein lateraler Draht am freien lateralen Rand (Ableitung 5) des hinteren Kreuzbandes. Der ventrale Draht mußte durch das hintere Kreuzband nach dorsal herausgeleitet werden. Der ventrale und der laterale Draht wurden in Kniebeugung von ventral her angebracht, während der mediale Draht in Kniestreckung von dorsal an die Fasern angenäht wurde.

2.2.1.3 Innenband. Die vordere Kante der oberflächlichen Schicht des Innenbandes (Ableitung 6) wurde freipräpariert. In Höhe des Gelenkspaltes wurde der Draht mit einem ventralen Faserbündel von ca. 2 mm^2 Querschnitt vernäht. Eine weitere Drahtableitung wurde am Posterior Oblique Ligament in der Mitte seines Verlaufes über der medialen Begrenzung des medialen Femurcondylus (Ableitung 7) angebracht. Diese Ableitung lag ca. 1 cm oberhalb des Gelenkspaltes.

2.2.1.4 Außenband. Das Außenband wurde an seinem äußeren Umfang in Höhe des Kniegelenkspaltes freipräpariert und hier mit einer Drahtnaht versehen (Ableitung 8). Lediglich die Kniegelenke 28 und 32 wurden nicht zur Ableitung des Außenbandes verwendet, da es teilweise verletzt war.

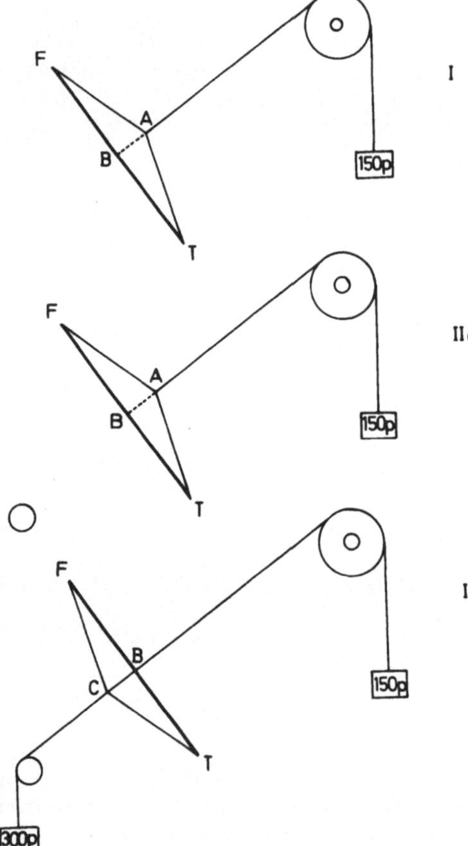

Abb. 26. (2.2) Die unterschiedlichen Meßprinzipien in Versuchsanordnung I und Versuchsanordnung II. In Versuchsanordnung I wird die seitliche Bandauslenkung AB aus der Differenz der aufgezeichneten Verlaufskurve von B (Reduktion der Kurve von F mit Faktor 0,5) ermittelt. In Versuchsanordnung II wird in Schritt a die Kurve von A aufgezeichnet und in Schritt b die Kurve von C. Die seitliche Bandauslenkung AC (Differenzkurve) ist das Maß für die Bandauslenkung. In den Tabellen 16–23 sind die auf der Projektionsskala vergrößerten Werte AC angegeben.
F femoraler Ansatz eines Faserbündels,
T tibialer Ansatz eines Faserbündels,
FT gestreckter Bandverlauf bei Spannung,
FAT gewellter Bandverlauf bei Lockerung

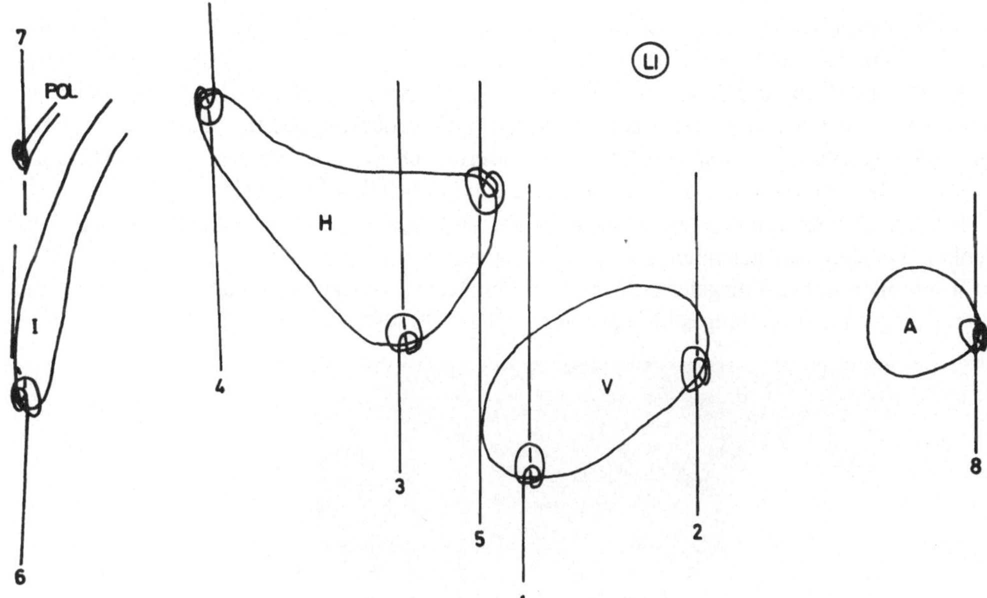

Abb. 27. Schematische Darstellung der 8 Ableitungen der Bänder eines linken Kniegelenkes. Die Nummern an den Ableitungsdrähten geben die Reihenfolge der Durchführung des Versuches an. Die abgeleiteten Faserbündel werden gegen Verrutschen doppelt umstochen. Durch besondere Dimensionierung der Einstiche wird eine Verdrehung vermieden. Der Ausstich liegt in Fortsetzung des Einstiches. Ableitung 1 und Ableitung 3 werden durch das Band nach dorsal geleitet.
I Innenband, *A* Außenband, *H* hinteres Kreuzband, *V* vorderes Kreuzband, *POL* Posterior Oblique Ligament

2.2.2 Montage

Das gleiche Vorgehen wie bei 2.1.2 wurde angewendet (Abb. 28). Für die ventrale Ableitung bei Zugbelastung nach dorsal wurde ein 3 mm starker Kirschnerdraht am Stützbügel befestigt und nahe an den dorsalen Gelenkspalt herangeführt. Über diesen Draht wurden die jeweils angeschlossenen dorsalen Anteile der Ableitungsdrähte gezogen und zum erforderlichen Zeitpunkt mit 300 p Gewicht belastet. Die 300 p Belastung hoben die ventralgerichtete Zugkraft von 150 p am abgeleiteten Faserbündel auf. Es resultierte eine gleichgroße dorsalgerichtete Zugkraft von ebenfalls 150 p.

2.2.3 Meßverfahren

Die relative Spannung der zentralen Bänder wurde in Neutralstellung (0), Innenrotation (IR) mit 0,152 mkp Drehmoment, Außenrotation (AR) mit 0,152 mkp Drehmoment sowie in vorderer und hinterer Schubladenbelastung von 800 p in Neutral-Rotation (voS10 bzw. hiS10) gemessen. Die peripheren Bänder wurden nur in Neutralstellung, Innenrotation und Außenrotation untersucht. Über die Reihenfolge der Messungen orientiert Tabelle 1. Die Genauigkeit der Messungen wurde alle 30⁰ durch Einstellung von 30⁰-Beugung-Innenrotation überprüft. Ergaben sich Abweichungen über 5 mm auf der Projektionsskala, wurde die Meßreihe vollständig wiederholt. Der Abstand Auflagepunkt Stablampe — Projektionsskala betrug 150 cm, der Abstand Aufhängung des Drahtes — Auflage der Stablampe betrug wie im Vorversuch 18 cm. Daraus ergab sich ein Vergrößerungsfaktor von 8,33 d.h. bei 1 mm seitlicher Verschiebung des Bandes veränderte sich die Leuchtmarke auf der Skala um 8,33 mm. 10 mm auf der Skala entsprachen 1,2 mm seitlicher Bandlockerung.

Für die Darstellung war es notwendig, bei unterschiedlicher individueller Kniebeweglichkeit bei den Kniegelenken 29, 32, 37 zwischen 130º und 140º Beugung einen Wert zu interpolieren, bei Kniegelenk 30 und 34 den Wert 140º zu streichen. Somit waren bei allen Kniegelenken 18 Beugestellungen verwertbar (ÜS, 0º ... bis 150º, ÜB).

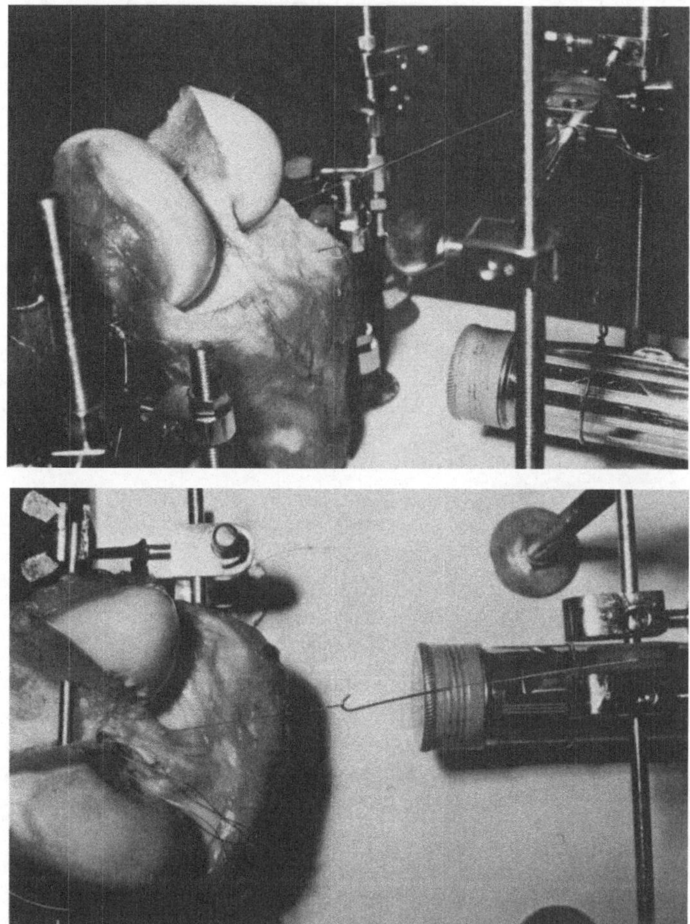

Abb. 28. (2.2.1.1) Montage zur Versuchsanordnung II. Das Kniegelenk ist ca. 150º gebeugt. Ein ventraler Knochenteil ist aus dem distalen Femur herausgesägt. Der posterolaterale Anteil des vorderen Kreuzbandes ist angeschlossen, die übrigen Ableitungen sind medial herausgeführt

Tabelle 1. Reihenfolge bei 180 Einzelmessungen am anteromedialen Anteil des vorderen Kreuzbandes eines Kniegelenkes

	ventraler Zug 150 p ventrale Ableitung					ventraler Zug 150 p dorsaler Zug 300 p ventrale Ableitung				
	0	IR	AR	voS10	hiSl0	0	IR	AR	voS10	hiSl0
ÜS	1	2	3	4	5	91	92	93	94	95
0°	6	7	8	9	10	96	97			
10°	11	12								
20°										
30°										
40°										
50°										
60°										
70°										
80°										
90°										
100°										
110°										
120°										
130°										
140°										
150°				84	85					
ÜB	86	87	88	89	90				178	179 180

ÜS Überstreckung, *ÜB* Überbeugung, *0* Null-Rotation, *IR* Innenrotation, *AR* Außenrotation, *voS10* vordere Schublade in Null-Rotation, *hiS10* hintere Schublade in Null-Rotation.

2.3 Statistische Genauigkeit, Signifikanzberechnungen

Die statistische Genauigkeit der Einzelmessungen wurde durch 10fache Messung des Bereiches 30°−70° Beugung am anteromedialen Anteil des vorderen Kreuzbandes des zufällig gewählten Kniegelenkes Nr. 35 (J.F. 73 Jahre, weiblich) nach dem auf Tabelle 1 angegebenen Schema überprüft. In gleicher Weise wurde auch die Genauigkeit der Messung am Innenband des zufällig gewählten Kniegelenkes Nr. 36 (K.D. 31 Jahre, männlich) kontrolliert.

Um beurteilen zu können, ob die Werte eines Spannungsverlaufes (Kurve 1) sich signifikant von den Werten eines anderen Spannungsverlaufes (Kurve 2) unterschieden, wurde ein Testverfahren nach Gebelein und Ruhenstroth-Bauer (Gebelein, H., und Ruhenstroth-Bauer, G.: Über den statistischen Vergleich einer Normalkurve und einer Prüfkurve. Naturwissenschaften 39, 39−39b, 1952) herangezogen. Die Prüfgröße wurde als chiquadrat-verteilt in folgender Weise bestimmt:

$$\hat{X}^2 = \frac{\displaystyle\sum_{i=1}^{n} (\overline{Y}1,i - \overline{Y}2,i)^2}{S\overline{Y}1^2 + S\overline{Y}2^2}$$

$$= \frac{(\overline{Y}1,1 - \overline{Y}2,1)^2 + \dots + (\overline{Y}1,n - \overline{Y}2,n)^2}{S\overline{Y}1^2 + S\overline{Y}2^2}$$

$\overline{Y}1,i$ = i-ter Mittelwert, der zu Kurve 1 gehört (meist aus 10 Messungen);

$\overline{Y}2,i$ = i-ter Mittelwert, der zu Kurve 2 gehört,

i = Indexzahl auf der Abszisse,

n = Anzahl der Mittelwerte $\overline{Y}1,i$ bzw. $\overline{Y}2,i$ und hier gleich der Anzahl der Freiheitsgrade;

$S\overline{Y}1^2$ = Varianz der Mittelwerte $\overline{Y}1,i$,

$S\overline{Y}2^2$ = Varianz der Mittelwerte $\overline{Y}2,i$.

Eine Voraussetzung für die Anwendbarkeit dieses Prüfverfahrens war, daß die Varianzen der Mittelwerte $\overline{Y}1,i$ (Kurve 1) untereinander sowie auch die Varianzen der Mittelwerte $\overline{Y}2,i$ (Kurve 2) untereinander gleich oder ähnlich waren. Dies war bei einer Unterteilung des Meßbereiches zur Signifikanzbestimmung in die Teilbereiche 20°–50°, 70°–100° und 120°–140° Beugung der Fall. Die Varianzen der Mittelwerte wurden in diesen Teilbereichen jeweils als Durchschnittswerte bestimmt.

Ergebnisse

1 Stabilitätsverlust nach chirurgisch definierten Bandverletzungen

1.1 Valgusinstabilität (Abb. 29 und 30, Tabelle 2 und 3)

Die Ergebnisse der beiden Versuchsanordnungen I und II wurden zusammengefaßt. Die Werte beziehen sich auf das intakte unbelastete Kniegelenk. Die Weite seines medialen Gelenkspaltes wurde mit 0 angesetzt. Durch Valgusbelastung und schrittweise chirurgische Bandverletzung kommt es in Streckstellung zu einer kontinuierlichen Aufweitung des medialen Gelenkspaltes, die ihre stärkste Zunahme durch die Verletzung des hinteren Kreuzbandes erfährt. In 20° Beugestellung kann der mediale Gelenkspalt stärker aufgeklappt werden als in Streckung. Wesentlich ist, daß beide Kurven nicht parallel, sondern im Winkel zueinander verlaufen: Mit zunehmender Bandverletzung wird auch die Differenz zwischen der Aufklappbarkeit in Streckung und in 20° Beugung größer. Wird zunächst die tiefe und anschließend die oberflächliche Schicht des Innenbandes durchtrennt (Abb. 30, Tabelle 3), so ist der Stabilitätsverlust in Streckung und in leichter Beugung wesentlich geringer. Erst bei der folgenden Durchtrennung der oberflächlichen Schicht des Innenbandes gleichen sich die Verläufe der Kurven in Abb. 29 und 30 wieder an.

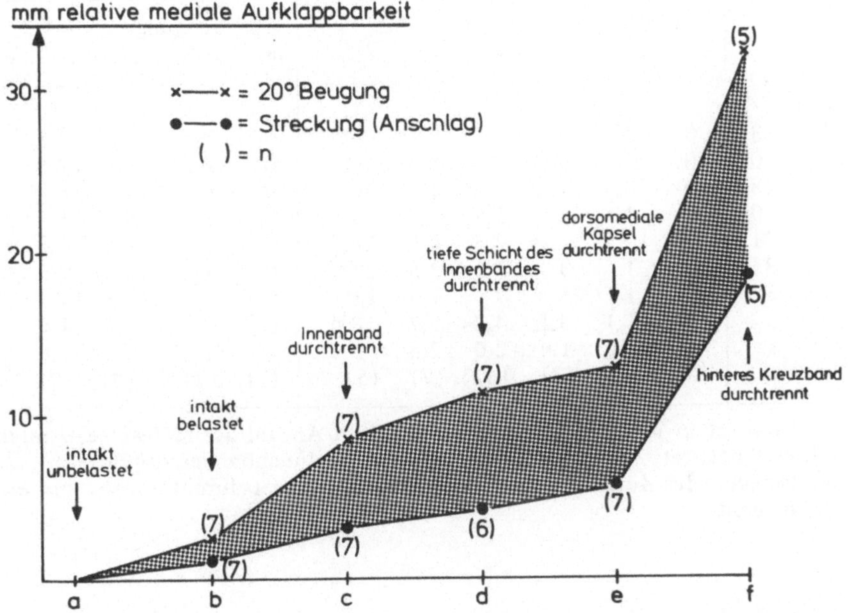

Abb. 29. (1.1) Valgusinstabilität bei schrittweiser Zunahme der medialen Bandurchtrennung (Reihenfolge a b c d e f). Die Kurven in Streckung und in 20° Beugung verlaufen nicht parallel. Die Beugestellung zur Untersuchung der Valgusinstabilität ist als Vergrößerungsfaktor anzusehen

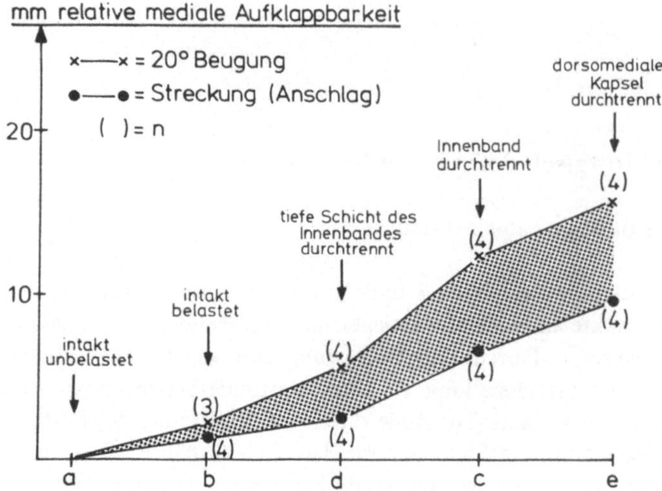

Abb. 30. (1.1) Valgusinstabilität bei schrittweiser Zunahme der medialen Banddurchtrennung (andere Reihenfolge a b d c e). Wie bei Abb. 29 tritt eine stärkere Zunahme der medialen Aufklappbarkeit erst nach Durchtrennung der oberflächlichen Schicht des Innenbandes auf

Tabelle 2. Relative mediale Aufklappbarkeit (Reihenfolge a b c d e f)

	Streckung (Anschlag)						20° Beugung					
	a	b	c	d	e	f	a	b	c	d	e	f
Knie Nr. 3	0	1,5	4	5	9	Ø	0	3	12,5	14,5	17	Ø
10	0	2	3,5	Ø	8,5	Ø	0	4,5	9	12,5	15,5	Ø
28	0	0,5	1,5	1,5	1,5	10,5	0	0	4,5	6	7	23
30	0	1	4	5,5	5,5	19	0	3	9	11	11,5	33,5
31	0	0,5	1	2,5	4,5	29,5	0	2	6,5	9,5	10,5	43
35	0	1	3	3,5	3,5	22	0	1	6	9,5	9,5	37
37	0	1,5	5	7	7,5	11	0	4,5	13,5	17,5	19	25,5
$\bar{x}$	0	1,1	3,1	4,2	5,7	18,4	0	2,6	8,7	11,5	12,9	32,4
s		±0,6	±1,4	±2,0	±2,8	± 8,0		±1,7	± 3,4	± 3,8	± 4,5	± 8,2
n	(7)	(7)	(7)	(6)	(7)	(5)	(7)	(7)	(7)	(7)	(7)	(5)

$\bar{x}$ Mittelwert in mm, s Standardabweichung, n Anzahl der Meßwerte, a intakt unbelastet, b intakt belastet, c oberflächliche Schicht des Innenbandes durchtrennt, d tiefe Schicht des Innenbandes durchtrennt, e dorsomediale Kapsel durchtrennt, f hinteres Kreuzband durchtrennt.

Tabelle 3. Relative mediale Aufklappbarkeit (Reihenfolge a b d c e)

Knie Nr.	Streckung (Anschlag)					20° Beugung				
	a	b	d	c	e	a	b	d	c	e
7	0	1	2	5	8,5	0	Ø	8,5	9	15,5
8	0	2	2	5	6	0	2,5	5	12	14
21	0	1	3,5	11	16	0	1,5	5	18	22
22	0	1	2	5	7,5	0	2,5	4	10	11
$\bar{x}$	0	1,3	2,4	6,5	9,5	0	2,2	5,6	12,3	15,6
n	(4)	(4)	(4)	(4)	(4)	(4)	(4)	(4)	(4)	(4)

$\bar{x}$ Mittelwert in mm, *n* Anzahl der Meßwerte, *a* intakt unbelastet, *b* intakt belastet, *d* tiefe Schicht des Innenbandes durchtrennt, *c* oberflächliche Schicht des Innenbandes durchtrennt, *e* dorsomediale Kapsel durchtrennt.

1.2 Varusinstabilität (Abb. 31, Tabelle 4)

In Streckstellung läßt sich durch Varusbelastung der laterale Gelenkspalt kaum mehr aufklappen als beim unbelasteten Knie. Bei zunehmender Verletzung der lateralen und dorsalen Kapselbandstrukturen sowie der Kreuzbänder kommt es auch in Streckstellung zu verstärkter lateraler Aufweitung des Gelenkspaltes. In 20° Beugestellung ist der Anstieg zumindest bis zur Durchtrennung der lateralen Kapsel stärker (kein paralleler Kurvenverlauf). Die stärkste Zunahme der Aufklappbarkeit wird wiederum durch die Verletzung

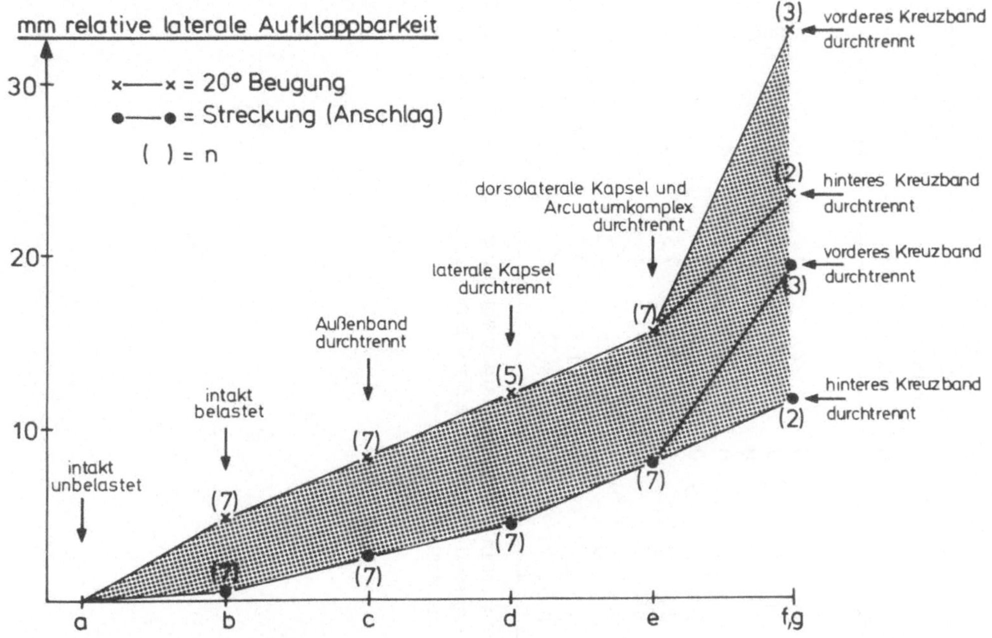

Abb. 31. (1.2) Varusinstabilität bei schrittweiser Zunahme der lateralen Banddurchtrennung. Auch in der Prüfung der Varusinstabilität ist durch 20° Beugung ein Vergrößerungsfaktor vorhanden

Tabelle 4. Relative laterale Aufklappbarkeit (Reihenfolge a b c d e f und a b c d e g)

	Streckung (Anschlag)							20° Beugung						
	a	b	c	d	e	f	g	a	b	c	d	e	f	g
Knie Nr. 4	0	0	2	5	6,5	Ø	Ø	0	4,5	7,5	Ø	12	Ø	Ø
6	0	0	3	8,5	9,5	Ø	Ø	0	7,5	8,5	18,5	17,5	Ø	Ø
29	0	0	2,5	3	5,5	Ø	8	0	4	9	9,5	11	Ø	20,5
32	0	0	0,5	1	4,5	12	Ø	0	4,5	6	6,5	13	29	Ø
33	0	0	1,4	3	6,5	Ø	15	0	5	9	Ø	16	Ø	26,5
34	0	2,5	4,5	7,5	14,5	21,5	Ø	0	5	9	14,5	26	32	Ø
36	0	0,5	3,5	2	7,5	24	Ø	0	3	8,5	10,5	13	38	Ø
$\bar{x}$	0	0,4	2,5	4,3	7,8	19,2	11,5	0	4,8	8,2	11,9	15,5	33	23,5
s		±0,9	±1,3	±2,8	±3,4	±6,3			±1,4	±1,1	±4,7	±5,2	±4,6	
n	(7)	(7)	(7)	(7)	(7)	(3)	(2)	(7)	(7)	(7)	(5)	(7)	(3)	(2)

$\bar{x}$ Mittelwert in mm, s Standardabweichung, n Anzahl der Meßwerte, a intakt unbelastet, b intakt belastet, c Außenband durchtrennt, d laterale Kapsel durchtrennt, e dorsolaterale Kapsel und Arcuatumkomplex durchtrennt, f vorderes Kreuzband durchtrennt, g hinteres Kreuzband durchtrennt.

der Kreuzbänder bewirkt. Dabei ist die Aufklappbarkeit nach Verletzung des vorderen Kreuzbandes (n = 3) größer als nach Durchtrennung des hinteren Kreuzbandes (n = 2), soweit dies bei der geringen Fallzahl gesagt werden kann.

1.3 Schubladeninstabilität

1.3.1 Schubladenbeweglichkeit am intakten Kniegelenk (Tabelle 5)

Die intakten Kniegelenke (n = 4) zeigten eine durchschnittliche Schubladenbeweglichkeit in Höhe der Eminentia intercondylica von 7 mm. Der laterale Tibiacondylus ist wesentlich beweglicher als der mediale.

1.3.2 Schubladeninstabilität nach isolierter Durchtrennung des vorderen Kreuzbandes (Tabelle 6)

Durch die isolierte Verletzung des vorderen Kreuzbandes konnte die Tibia im Bereich der Eminentia intercondylica im Durchschnitt um 3,6 mm weiter nach ventral gezogen werden (n = 3).

Tabelle 5. Differenz zwischen vorderer und hinterer Schubladenverschiebung am intakten Kniegelenk bei 90° Beugung

		medialer Tibiacondylus	lateraler Tibiacondylus	Eminentia intercondylica
Knie Nr.	3	- 0,5	+ 10,5	+ 5
	5	+ 5	+ 15,5	+ 10,25
	11	+ 2	+ 11	+ 6,5
	13	+ 2,5	+ 10	+ 6,25
	$\bar{x}$	+ 2,25	+ 11,75	+ 7,0
	n	(4)	(4)	(4)

$\bar{x}$ Mittelwert in mm, *n* Anzahl der Meßwerte.

Tabelle 6. Zunahme der vorderen Schubladenverschiebung nach isolierter Durchtrennung des vorderen Kreuzbandes bei 90° Beugung

		medialer Tibiacondylus	lateraler Tibiacondylus	Eminentia intercondylica
Knie Nr.	5	+ 3,5	+ 3,5	+ 3,5
	11	+ 8	+ 3	+ 5,5
	13	+ 2,5	+ 1	+ 1,75
	$\bar{x}$	+ 4,7	+ 2,5	+ 3,6
	n	(3)	(3)	(3)

$\bar{x}$ Mittelwert in mm, *n* Anzahl der Meßwerte.

1.3.3 Schubladeninstabilität nach isolierter Durchtrennung des hinteren Kreuzbandes (Tabelle 7)

Nach Verletzung des hinteren Kreuzbandes trat eine Dorsalverschiebung der Tibia um 14 mm auf (n = 2).

Tabelle 7. Zunahme der hinteren Schubladenverschiebung nach isolierter Durchtrennung des hinteren Kreuzbandes bei 90° Beugung

		medialer Tibiacondylus	lateraler Tibiacondylus	Eminentia intercondylica
Knie Nr.	5	- 14	- 13,5	- 13,75
	11	- 13,5	- 15,5	- 14,5
	$\bar{x}$	- 13,8	- 14,5	- 14,1
	n	(2)	(2)	(2)

$\bar{x}$ Mittelwert in mm, *n* Anzahl der Meßwerte.

1.3.4 Ventralverschiebung des medialen Tibiacondylus bei zunehmender anteromedialer Bandverletzung (Abb. 32, Tabelle 8)

Die Werte beziehen sich auf die Position des markierten medialen Tibiacondylus am intakten, bereits im Sinne einer vorderen Schublade belasteten Kniegelenk. Die Durchtrennung der tiefen Schicht des Innenbandes (meniscofemoral) erzeugte keine wesentliche

Tabelle 8. Ventralverschiebung des medialen Tibiacondylus bei zunehmender anteromedialer Bandverletzung und vorderer Schubladenbelastung in Außenrotation und 90° Beugung

		a	b	c	d	e
Knie Nr.	1	0	Ø	22,5	23	54
	2	0	Ø	11,5	10	48,5
	8	0	1	4,5	10	37
	12	0	- 0,5	2,5	1,5	39,5
	17	0	3	27	Ø	58
	18	0	1	34	36	80
	19	0	Ø	22	24	59
	20	0	- 2	30	30	37
	21	0	9	34	36	78
	22	0	1,5	29	30	68
	$\bar{x}$	0	1,6	21,7	22,3	55,9
	s		±3,3	±11,7	±12,4	±15,9
	n		(8)	(10)	(9)	(10)

$\bar{x}$ Mittelwert in mm, *s* Standarabweichung, *n* Anzahl der Meßwerte, *a* intakt belastet, *b* tiefe Schicht des Innenbandes (meniscofemoral) durchtrennt, *c* oberflächliche Schicht des Innenbandes durchtrennt), *d* dorsomediale Kapsel durchtrennt, *e* vorderes Kreuzband durchtrennt.

Verschiebung, während die nachfolgende Verletzung der oberflächlichen Schicht des Innenbandes eine deutliche ventrale Instabilität von ca. 20 mm bedingte. Die Durchtrennung der dorsomedialen Kapsel war ohne Effekt. Erst die weitere Verletzung des vorderen Kreuzbandes führte wieder zu einer markanten Zunahme der Instabilität.

1.3.5 *Ventralverschiebung der Eminentia intercondylica bei zunehmender anteromedialer Bandverletzung* (Abb. 32, Tabelle 9)

Bei in Neutral-Rotation fixierter Tibia tritt eine Schubladenverschiebung der Eminentia intercondylica erst ein, wenn nach den medialen Strukturen das vordere Kreuzband durchtrennt wurde.

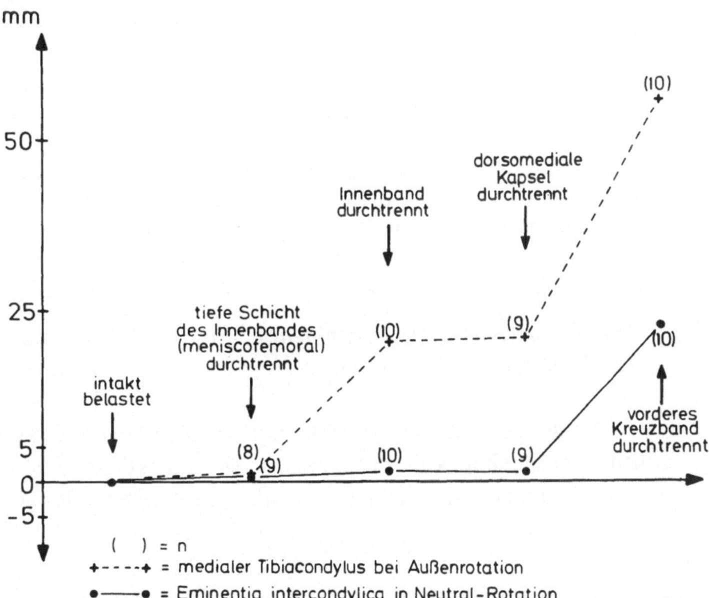

Abb. 32. (1.3.4 und 1.3.5) Ventralverschiebung des medialen Tibiacondylus (vordere Schubladenbelastung in Außenrotation) sowie Ventralverschiebung der Eminentia intercondylica (vordere Schubladenbelastung in Null-Rotation) bei zunehmender anteromedialer Bandverletzung. In Außenrotation verschiebt sich der mediale Tibiacondylus nach Durchtrennung der oberflächlichen Schicht des Innenbandes sowie nach der folgenden Durchtrennung des vorderen Kreuzbandes deutlich nach vorn. Bei fixierter Neutralstellung tritt eine Ventralverschiebung der Eminentia intercondylica erst nach Durchtrennung des vorderen Kreuzbandes auf

Tabelle 9. Ventralverschiebung der Eminentia intercondylica bei zunehmender anteromedialer Bandverletzung und vorderer Schubladenbelastung in Neutralrotation und 90° Beugung

		a	b	c	d	e
Knie Nr.	1	0	3	3,25	4,75	31
	2	0	0,25	1,25	1,5	33,75
	8	0	Ø	2,75	2,25	32,5
	12	0	0	- 0,25	0,5	21,5
	17	0	0	0,5	Ø	14
	18	0	1	2	2	25
	19	0	1	2	1	15
	20	0	- 1,5	1	- 0,5	20,5
	21	0	0,5	1,5	1,5	16
	22	0	0	1	0	19
	$\bar{x}$	0	0,5	1,5	1,4	22,8
	s		±1,2	±1,0	±1,5	± 7,4
	n	(10)	(9)	(10)	(9)	(10)

$\bar{x}$ Mittelwert in mm, s Standardabweichung, n Anzahl der Meßwerte, a intakt belastet, b tiefe Schicht des Innenbandes (meniscofemoral) durchtrennt, c oberflächliche Schicht des Innenbandes durchtrennt, d dorsomediale Kapsel durchtrennt, e vorderes Kreuzband durchtrennt.

1.3.6 Ventralverschiebung der Eminentia intercondylica bei zunehmender anterolateraler Bandverletzung (Tabelle 10)

Die Verletzung des äußeren Kapselbandapparates ist ohne wesentlichen Einfluß auf die Schubladenverschieblichkeit der Tibia in Neutralstellung. Erst die weitere Durchtrennung des vorderen Kreuzbandes bedingt eine stärkere Zunahme der vorderen Schublade.

Tabelle 10. Ventralverschiebung der Eminentia intercondylica bei zunehmender anterolateraler Bandverletzung und vorderer Schubladenbelastung in Neutralrotation und 90° Beugung

		a	b	c
Knie Nr.	4	0	0	8
	6	0	0,25	18,5
	13	0	Ø	12
	$\bar{x}$	0	0,1	12,7
	n	(3)	(2)	(3)

$\bar{x}$ Mittelwert in mm, n Anzahl der Meßwerte, a intakt belastet, b gesamter lateraler Kapselbandapparat durchtrennt, c vorderes Kreuzband durchtrennt.

1.4 Rotations- und Komplexinstabilität

1.4.1 Änderung der passiven Rotationsbeweglichkeit des rechtwinklig gebeugten Kniegelenkes bei zunehmender Bandverletzung

1.4.1.1 Anteromediale Bandverletzung (Abb. 33, Tabelle 11). Bei Innenrotation tritt nur eine geringe Zunahme der Rotationsverschieblichkeit ein. Die Verletzung der tiefen Schicht des Innenbandes vermehrt die Außenrotationsinstabilität wenig. Eine Zunahme von über 20° Außenrotation dagegen wird durch die nachfolgende Durchtrennung der oberflächlichen Schicht des Innenbandes hervorgerufen. Die Durchtrennung der dorsalen Kapsel hat keinen wesentlichen Einfluß, während die Dissektion des vorderen Kreuzbandes die Außenrotation wieder deutlich erhöht.

1.4.1.2 Anterolaterale Bandverletzung (Abb. 34, Tabelle 12). Die Durchtrennung des Außenbandes bedingt bei 90° Beugung praktisch keinen Stabilitätsverlust. Die Außenrotation wird erst am Schluß der Verletzungsreihe durch die Verletzung des Arcuatum-Komplexes mäßig erhöht. Die Innenrotation dagegen nimmt nach Verletzung der lateralen Kapsel und des Außenmeniscus stetig zu und wird dann wesentlich verstärkt durch die Verletzung des vorderen Kreuzbandes.

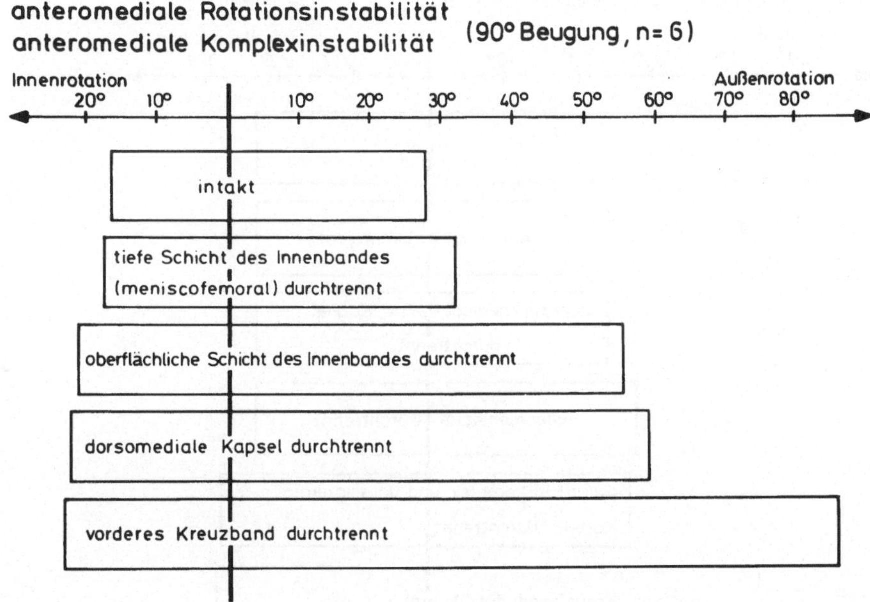

Abb. 33. (1.4.1.1) Änderung der passiven Rotationsbeweglichkeit des rechtwinklig gebeugten Kniegelenkes bei zunehmender anteromedialer Bandverletzung. Eine deutliche Zunahme der Außenrotation tritt nach Durchtrennung der oberflächlichen Schicht des Innenbandes sowie des vorderen Kreuzbandes auf. Die Innenrotation verändert sich nur geringfügig

Tabelle 11. Änderung der passiven Rotationsbeweglichkeit des rechtwinklig gebeugten Unterschenkels bei zunehmender anteromedialer Bandverletzung (n = 6)

		Innenrotation					Außenrotation				
		a	b	c	d	e	a	b	c	d	e
Knie											
Nr.	17	17	17	19	19,5	20	28	29,5	50	56	77
	18	18	18	22	22,5	24,5	33	33,5	62	66	101
	19	14,5	15	16	16	17	30,5	43	52,5	53	78,5
	20	21	22,5	31	32,5	33	24,5	26,5	62	70,5	94
	21	16	18,5	21	22,5	22	32	39	58	61	82
	22	14,5	15,5	18,5	19	20	17	21	48,5	49	84
	$\bar{x}$	16,8	17,8	21,3	22	22,8	27,5	32,1	55,5	59,3	86,1

$\bar{x}$ Mittelwerte in Grad, *a* intakt, *b* tiefe Schicht des Innenbandes (meniscofemoral) durchtrennt, *c* oberflächliche Schicht des Innenbandes durchtrennt, *d* dorsomediale Kapsel durchtrennt, *e* vorderes Kreuzband durchtrennt.

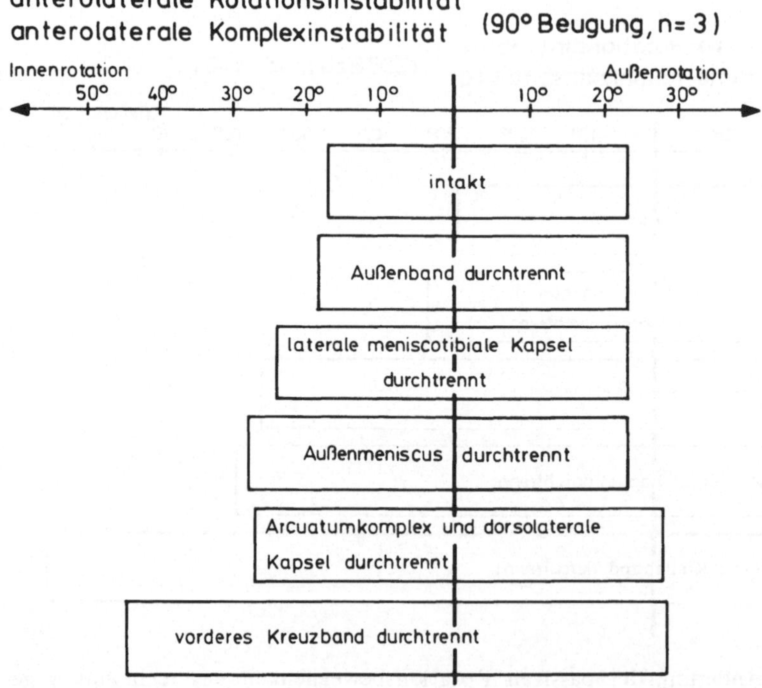

Abb. 34. (1.4.1.2) Änderung der passiven Rotationsbeweglichkeit des rechtwinklig gebeugten Kniegelenkes bei zunehmender anterolateraler Bandverletzung. Die Durchtrennung der peripheren lateralen Kapselbandstrukturen führt zu einer stetigen geringen Zunahme der Innenrotation, die durch die abschließende Verletzung des vorderen Kreuzbandes deutlich verstärkt wird

Tabelle 12. Änderung der passiven Rotationsbeweglichkeit des rechtwinklig gebeugten Kniegelenkes bei zunehmender anterolateraler Bandverletzung (n = 3)

	Innenrotation						Außenrotation					
	a	b	c	d	e	f	a	b	c	d	e	f
Knie												
Nr. 32	17	17	22,5	25,5	24,5	50	22,5	22,5	22,5	22,5	24	26
34	17	18,5	29	34,5	34,5	56,5	28	27,5	27,5	27,5	36,5	34
36	17	18,5	21,5	22,5	22,5	58	21	21	21	21	24	25,5
$\bar{x}$	17	18	24,3	27,3	27,2	54,8	23,8	23,7	23,7	23,7	28,2	28,5

$\bar{x}$ Mittelwerte in Grad, *a* intakt, *b* Außenband durchtrennt, *c* laterale Kapsel (meniscotibial) durchtrennt, *d* Außenmeniscus durchtrennt, *e* Arcuatum-Komplex und dorsolaterale Kapsel durchtrennt, *f* vorderes Kreuzband durchtrennt.

1.4.1.3 Posterolaterale Bandverletzung (Abb. 35, Tabelle 13). Die Instabilität nimmt ähnlich zu wie bei 1.4.1.2 (gleiche Verletzungsreihenfolge). Die abschließende Durchtrennung des hinteren Kreuzbandes (statt des vorderen Kreuzbandes) führt dann zu einer

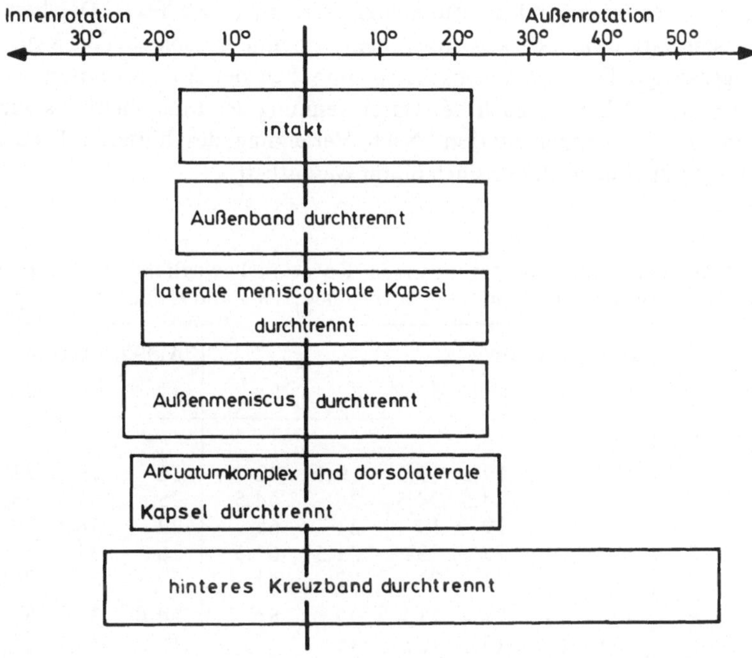

Abb. 35. (1.4.1.3) Änderung der passiven Rotationsbeweglichkeit des rechtwinklig gebeugten Kniegelenkes bei zunehmender posterolateraler Bandverletzung. Eine ausgeprägte posterolaterale Rotationsinstabilität läßt sich durch die Dissektion des peripheren lateralen Kapselbandapparates nicht erzeugen. Erst nach Durchtrennung des hinteren Kreuzbandes ist eine starke Außenrotation im Sinne einer posterolateralen Komplexinstabilität möglich. Die Innenrotation nimmt dagegen allmählich zu

44

Tabelle 13. Änderung der passiven Rotationsbeweglichkeit des rechtwinklig gebeugten Kniegelenkes bei zunehmender posterolateraler Bandverletzung (n = 2)

	Innenrotation						Außenrotation					
	a	b	c	d	e	f	a	b	c	d	e	f
Knie												
Nr. 29	17	18	19,5	21	20,5	23,5	20,5	21	21	21	21,5	50,5
33	17	17	25	28	27	31	25	28	28	28	31	61
$\bar{x}$	17	17,5	22,3	24,5	23,8	27,3	22,8	24,5	24,5	24,5	26,3	55,8

$\bar{x}$ Mittelwerte in Grad, *a* intakt, *b* Außenband durchtrennt, *c* laterale Kapsel (meniscotibial) durchtrennt, *d* Außenmeniscus durchtrennt, *e* Arcuatum-Komplex und dorsolaterale Kapsel durchtrennt, *f* hinteres Kreuzband durchtrennt.

starken Zunahme der Außendrehung, während die Innenrotation nur unwesentlich erhöht wird.

1.4.1.4 Posteromediale Bandverletzung (Abb. 36, Tabelle 14). Im Gegensatz zu 1.4.1.1 wurde zunächst die oberflächliche Schicht des Innenbandes durchtrennt, wodurch die Außenrotation sofort deutlich zunahm. Die Durchtrennung der tiefen meniscotibialen Schicht des Innenbandes hatte keinen wesentlichen Effekt. Der Femurcondylus blieb bei Außenrotation in der aus Innenmeniscus und dorsomedialer Kapsel gebildeten Tasche eingezwängt. Der Innenmeniscus spannte sich bei Außenrotation wie ein Band an. Dementsprechend kam es nach der Durchtrennung des Innenmeniscus wieder zu einer starken Zunahme der Außenrotation. Nach Verletzung des hinteren Kreuzbandes erhöhte sich dagegen die Innenrotationsinstabilität wesentlich.

Tabelle 14. Änderung der passiven Rotationsbeweglichkeit des rechtwinklig gebeugten Kniegelenkes bei zunehmender posteromedialer Bandverletzung

	Innenrotation						Außenrotation					
	a	b	c	d	e	f	a	b	c	d	e	f
Knie												
Nr. 28	17	19,5	19,5	19,5	19,5	42	16	29,5	27,5	Ø	Ø	Ø
30	17	24,5	24,5	24,5	26	44,5	25	33,5	35,5	47	47,5	48
31	17	17,5	19	19	21	65	22	36,5	39,5	46	47	47
35	17	19,5	23	23	21,5	62,5	28	31	33	47	48	47
37	17	20,5	21	21	22	41	32	34,5	36,5	48	48,5	48
$\bar{x}$	17	20,3	21,4	21,4	22	51	24,6	33	34	47	47,8	47,5
n	(5)	(5)	(5)	(5)	(5)	(5)	(5)	(5)	(5)	(4)	(4)	(4)

$\bar{x}$ Mittelwerte in Grad, *n* Anzahl der Meßwerte, *a* intakt, *b* oberflächliche Schicht des Innenbandes durchtrennt, *c* tiefe Schicht des Innenbandes (meniscotibial) durchtrennt, *d* Innenmeniscus durchtrennt, *e* dorsomediale Kapsel durchtrennt, *f* hinteres Kreuzband durchtrennt.

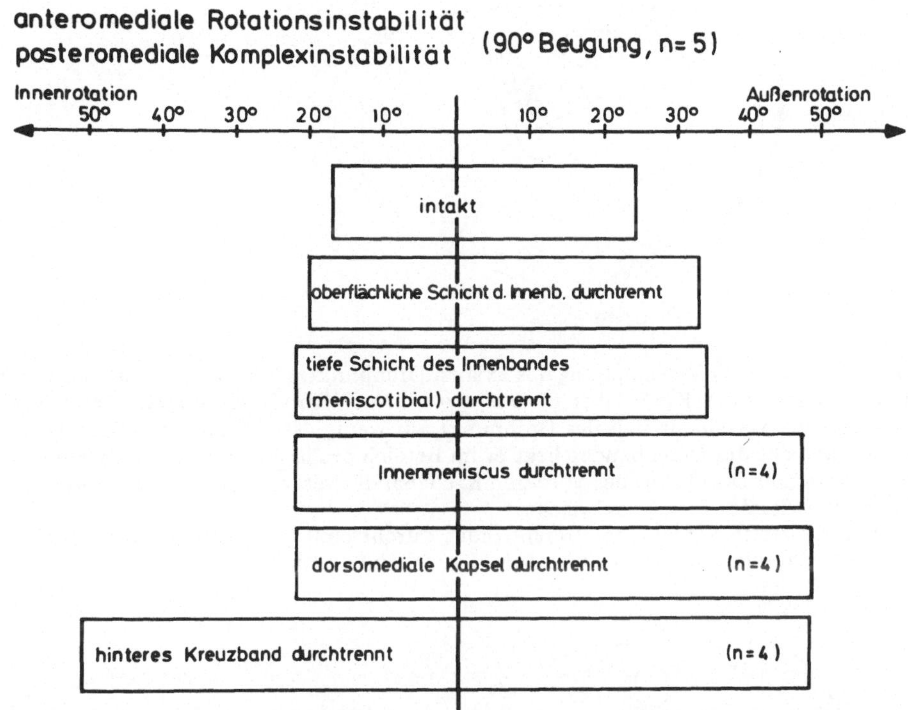

Abb. 36. (1.4.1.4) Änderung der passiven Rotationsbeweglichkeit des rechtwinklig gebeugten Kniegelenkes bei zunehmender posteromedialer Bandverletzung. Nach Durchtrennung der oberflächlichen Schicht des Innenbandes nimmt die Außenrotationsinstabilität im Gegensatz zu Abb. 33 sofort zu. Eine posteromediale Rotationsinstabilität vergleichbar der anteromedialen existiert nicht. Erst nach Durchtrennung des hinteren Kreuzbandes ist die Innenrotation im Sinne einer Komplexinstabilität vermehrt

1.4.2 Verschiebung des axialen Drehpunktes des rechtwinklig gebeugten Kniegelenkes bei zunehmender Bandverletzung

1.4.2.1 Anteromediale Bandverletzung (Abb. 37). Der sich am intakten Kniegelenk in der Nähe des medialen Intercondylenhöckers befindende Drehpunkt verschiebt sich bei schrittweiser Durchtrennung der medialen Bandstrukturen entsprechend der größeren medialen Beweglichkeit des Tibiacondylus etwas nach lateral. Nach abschließender Dissektion des vorderen Kreuzbandes liegt der Drehpunkt posterolateral an der Gelenkkante.

1.4.2.2 Anterolaterale und posterolaterale Bandverletzung (Abb. 38). Der Drehpunkt verschiebt sich bei abgestufter Durchtrennung der lateralen Kapselbandstrukturen erst über den medialen Intercondylenhöcker hinaus, wenn der Arcuatum-Komplex durchtrennt ist. Nach Dissektion des vorderen Kreuzbandes befindet sich der Drehpunkt in der dorsalen, nach Dissektion des hinteren Kreuzbandes in der mittleren medialen Tibiagelenkfläche.

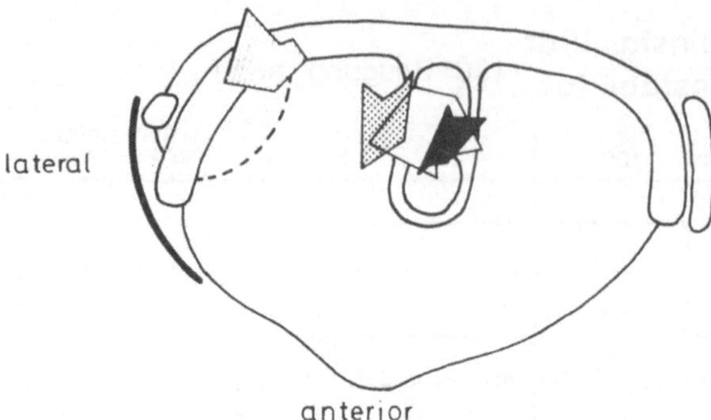

Abb. 37. (1.4.2.1) Verschiebung des axialen Drehpunktes bei zunehmender anteromedialer Bandverletzung (re. Knie, Tibiaaufsicht, n = 6). Nach Durchtrennung der tiefen Schicht des Innenbandes verschiebt sich der Drehpunkt nur wenig. Nach Durchtrennung der oberflächlichen Schicht des Innenbandes liegt er im Bereich des lateralen Intercondylenhöckers. Die abschliessende Dissektion des vorderen Kreuzbandes verändert den Drehpunkt zur posterolateralen Ecke der Tibiagelenkfläche.
■ intakt, □ tiefe Schicht des Innenbandes durchtrennt, ▣ Innenband durchtrennt, dorsomediale Kapsel durchtrennt, ▨ vorderes Kreuzband durchtrennt

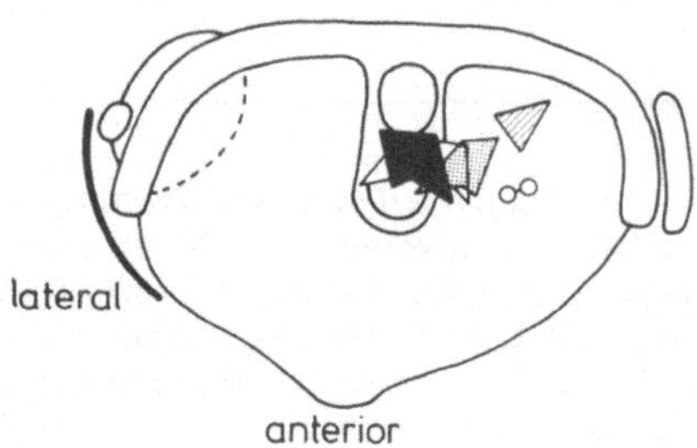

Abb. 38. (1.4.2.2) Verschiebung des axialen Drehpunktes bei zunehmender anterolateraler (n = 3) und posterolateraler (n = 2) Bandverletzung (re. Knie, Tibiaaufsicht). Nach abschließender Durchtrennung des vorderen Kreuzbandes liegt der Drehpunkt mehr dorsal, nach Durchtrennung des hinteren Kreuzbandes mehr ventral auf dem medialen Tibiacondylus.
■ intakt, □ Außenband und laterale meniscotibiale Kapsel durchtrennt, ▣ Arcuatumkomplex und dorsolaterale Kapsel durchtrennt, ▨ vorderes Kreuzband durchtrennt (n = 3), o——o hinteres Kreuzband durchtrennt (n = 2)

1.4.2.3 Posteromediale Bandverletzung (Abb. 39). Wie bei 1.4.2.1 verschiebt sich der Drehpunkt bei Verletzung der medialen Kapselbandstrukturen nur geringfügig, während er nach Durchtrennung des hinteren Kreuzbandes in die Mitte des lateralen Tibiacondylus rückt. Dort liegt er vor dem Drehpunkt bei Durchtrennung des vorderen Kreuzbandes (1.4.2.1).

Eine zusammenfassende Darstellung des axialen Drehpunktes bei den Komplexinstabilitäten (Kombination von peripheren und zentralen Bandverletzungen) gibt Abb. 40.

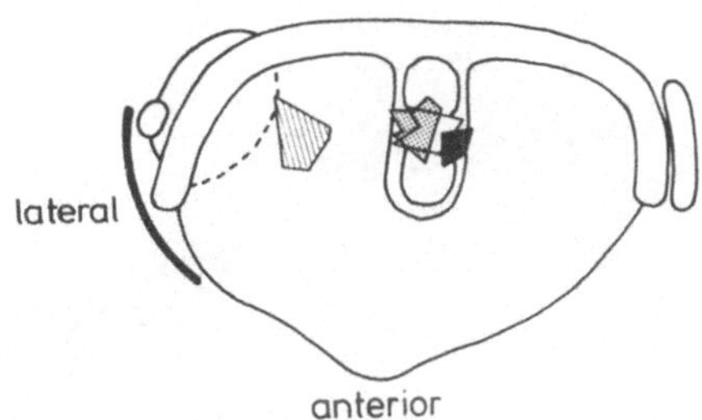

Abb. 39. (1.4.2.3) Verschiebung des axialen Drehpunktes bei zunehmender posteromedialer Bandverletzung (re. Knie, Tibiaaufsicht, *n* = 5). Nach abschließender Verletzung des hinteren Kreuzbandes liegt der Drehpunkt vor dem Drehpunkt bei der anteromedialen Komplexinstabilität.
■ intakt, □ oberflächliche Schicht des Innenbandes durchtrennt, ▨ tiefe Schicht des Innenbandes, Meniscus, dorsomediale Kapsel durchtrennt, ▨ hinteres Kreuzband durchtrennt

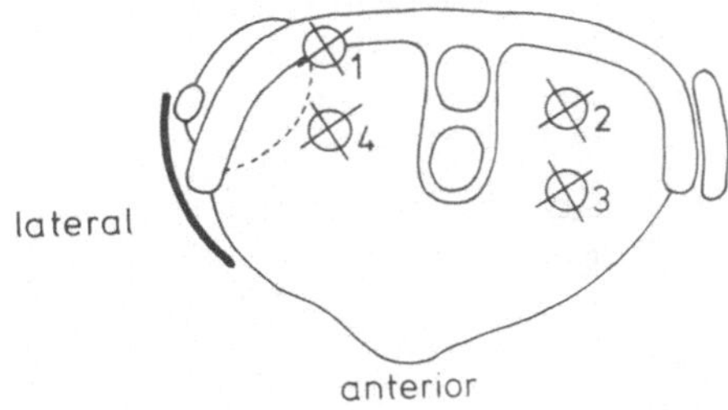

Abb. 40. (1.4.2.3) Drehpunkte („pivot point") bei den vier Komplexinstabilitäten (re. Knie, Tibiaaufsicht). Die Drehpunkte sind abweichend zu der von Nicholas angegebenen Verteilung angeordnet.
1 anteromediale, *2* anterolaterale, *3* posterolaterale, *4* posteromediale

2 Spannungsänderung der Kniegelenksbänder im Verlauf verschiedenartiger passiver Bewegungen

2.1 Spannungsänderung des anteromedialen Anteiles des vorderen Kreuzbandes – Versuchsanordnung I (Abb. 41–43, Tabelle 15)

2.1.1 Spannungsänderung bei Null-Rotation (Abb. 41)

Aufgezeichnet ist die räumliche Veränderung der Mitte des anteromedialen Anteiles des vorderen Kreuzbandes sowie die räumliche Veränderung des femoralen Ansatzes der abgeleiteten Bandfasern. Am Faseransatz treten keine Veränderungen durch Bandlockerung auf. Die Kurve des Bandansatzes wurde deshalb mit Faktor 0,5 reduziert, woraus sich ein Kurvenverlauf in Bandmitte ohne Veränderung durch Bandlockerung ergab. Die Differenz dieses errechneten Kurvenverlaufes zum gemessenen Kurvenverlauf in der Mitte des anteromedialen Anteiles des vorderen Kreuzbandes stellt das Ausmaß der Bandlockerung in ventraler Richtung dar. Dabei zeigten sich Lockerungsmaxima bei ca. 30° und 120°

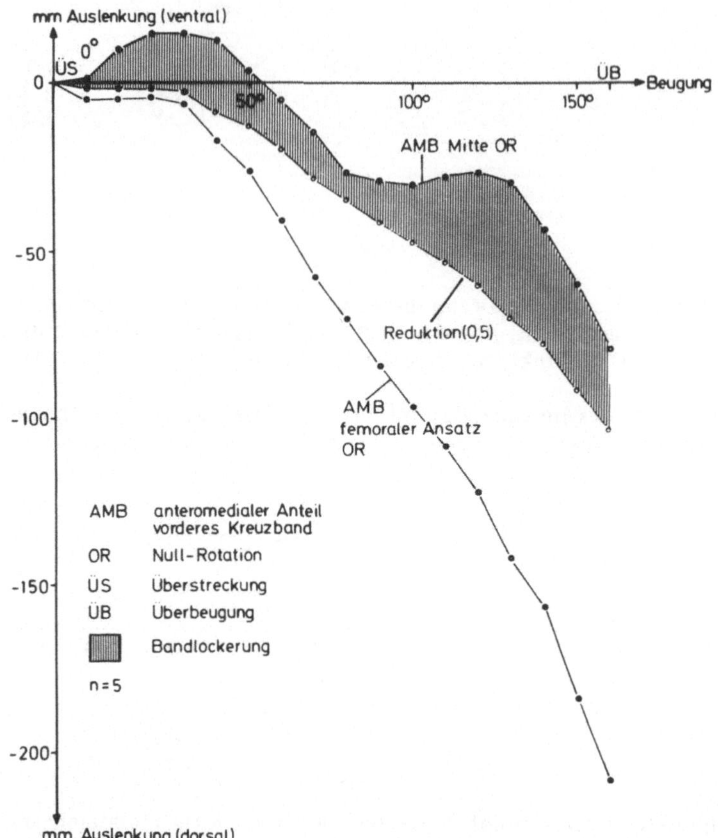

Abb. 41. (2.1.1) Versuchsanordnung I. Verlauf der relativen Bandspannung am antero-medialen Anteil des vorderen Kreuzbandes in Neutralrotation (Null-Rotation) des Unterschenkels. Der schraffierte Bereich entspricht der relativen Bandlockerung. 10 mm Auslenkung der Lichtmarke (*Ordinate*) entsprechen 0,84 mm seitlicher Bandlockerung. Die Kurve des femoralen Bandansatzes wurde mit Faktor 0,5 reduziert. Dies entspricht einem Kurvenverlauf in Bandmitte ohne Lockerungsbewegung. Angegeben sind die Mittelwerte aus Einzelmessungen bei 5 Kniegelenken

Beugung sowie eine Zunahme der Bandspannung zwischen 70° und 100° Beugung. In maximaler Beugung war das Band nicht so fest angespannt wie in Streckung.

2.1.2 *Spannungsänderung bei Innenrotation* (Abb. 42)

Entsprechende Kurven wurden bei Innenrotation aufgezeichnet. Bis 100° Beugung war das Band straff gespannt. Danach trat bis zur maximalen Beugung eine gewisse Lockerung ein.

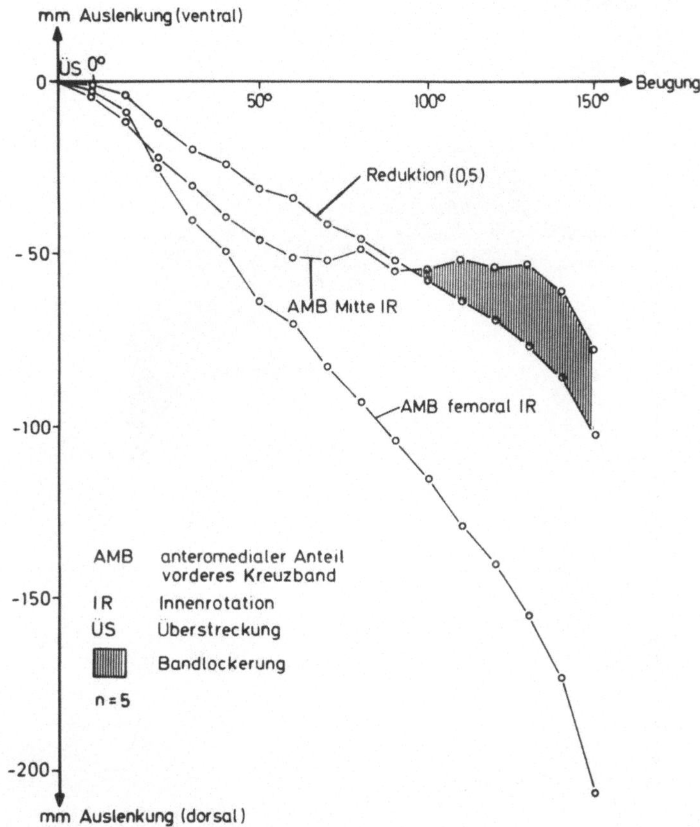

Abb. 42. (2.1.2) In Innenrotation des Unterschenkels ist der anteromediale Anteil des vorderen Kreuzbandes nur in Beugung von ca. 110°—150° leicht gelockert

2.1.3 Spannungsänderung bei Außenrotation (Abb. 43)

Hier war der anteromediale Anteil des vorderen Kreuzbandes ab 20° Beugung deutlich locker. Eine leichte Bandanspannung war wie bei 2.1.1 in 70°—80° Beugung vorhanden.

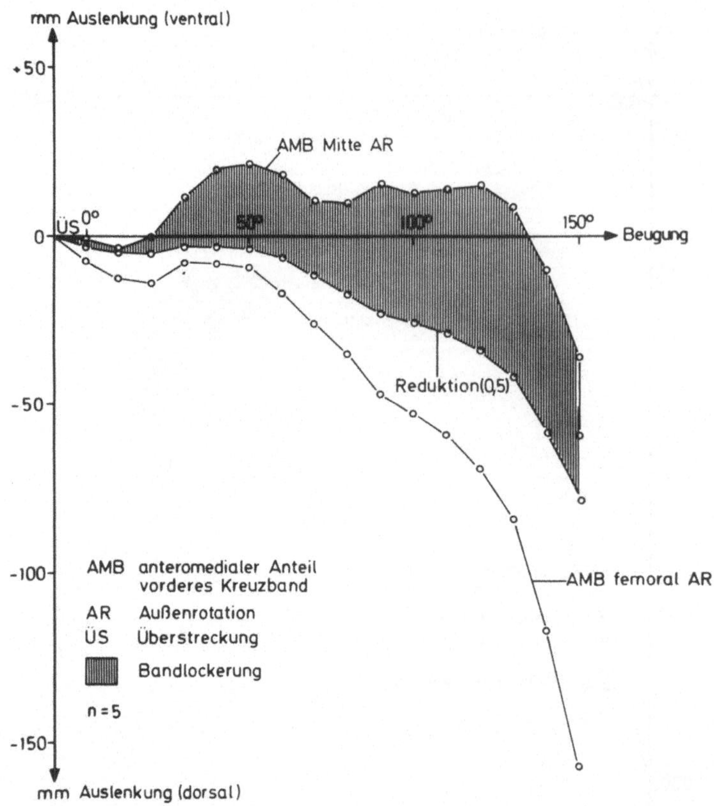

Abb. 43. (2.1.3) Bei Außenrotation besteht von ca. $30^\circ - 150^\circ$
Beugung eine deutlich vermehrte Lockerung

Tabelle 15. Spannungsänderung des anteromedialen Anteiles des vorderen Kreuzbandes – Versuchsanordnung I
(n = 5, Nr. 23–27, Angabe der Mittelwerte der Auslenkung der Lichtmarke auf der Projektionsskala in mm, bezogen auf ÜS = 0)

	Bandmitte			femoraler Bandansatz			Reduktion 0,5		
	0	IR	AR	0	IR	AR	0	IR	AR
ÜS	0	0	0	0	0	0	0	0	0
0o	2	- 4	0,5	- 4,5	- 3	- 7,5	- 2,2	- 1,6	- 3,9
10º	10,5	- 11,5	- 3,5	- 4,5	- 9	- 12,5	- 2,2	- 4,6	- 6,4
20º	15	- 22	0	- 4	- 25	- 14	- 1,9	- 12,6	- 6,9
30º	15	- 30	12	- 6	- 40	- 7,5	- 3,0	- 19,9	- 3,8
40º	13	- 39	20	- 17	- 49	- 8	- 8,6	- 24,5	- 4,0
50º	14	- 45,5	22	- 26	- 63,5	- 9	- 12,9	- 31,7	- 4,6
60º	4	- 50,5	18,5	- 40,5	- 70	- 17	- 20,2	- 34,4	- 8,4
70º	- 5	- 51,5	10,5	- 57,5	- 82,5	- 26	- 28,7	- 41,3	- 13,0
80º	- 14,5	- 48	10	- 70	- 92	- 35	- 34,9	- 46,1	- 17,6
90º	- 26	- 54,5	15,5	- 84	- 104	- 47	- 41,9	- 52,1	- 23,5
100º	- 29	- 54	13	- 96,5	- 115	- 52,5	- 48,2	- 57,9	- 26,4
110º	- 30	- 51,5	14	- 108,5	- 129	- 59	- 54,3	- 64,6	- 29,6
120º	- 27,5	- 53,5	15	- 122	- 140	- 69	- 61,1	- 70,1	- 34,5
130º	- 26,5	- 53	9	- 142	- 155	- 84	- 70,9	- 77,6	- 41,9
140º	- 29,5	- 61	- 10	- 157	- 173	- 117	- 78,5	- 86,7	- 58,6
150º	- 43,5	- 77,5	- 35,5	- 184,5	- 207	- 157	- 92,3	- 103,5	- 78,5
ÜB	- 60	Ø	Ø	- 209	Ø	Ø	- 104,5	Ø	Ø

ÜS Überstreckung, *ÜB* Überbeugung, *0* Null-Rotation, *IR* Innenrotation, *AR* Außenrotation.

2.2 Spannungsänderung der Kniegelenksbänder – Versuchsanordnung II

2.2.1 Anteromedialer Anteil des vorderen Kreuzbandes (Abb. 44, Tabelle 16)

In Neutralstellung, Innenrotation und Außenrotation des Kniegelenkes zeigt dieser Bandanteil einen Verlauf der relativen Bandspannung ähnlich der in Versuchsanordnung I (2.1). Bis 20º Beugung verliert das Band in hinterer Schubladenbelastung, Neutralstellung und Außenrotation relativ schnell seine Spannung. In Neutralstellung liegt zwischen 30º und 60º sowie bei 120º und 130º Beugung ein Lockerungsmaximum, welches durch eine relative Spannungszunahme zwischen 80º und 110º unterbrochen ist. Außenrotation verstärkt die Bandlockerung zwischen 40º und 140º, während in Innenrotation über den gesamten Bewegungsablauf das Band stärker gespannt ist. Signifikante Unterschiede bestehen von 20º bis 140º zwischen Neutral-Rotation und Innenrotation und von 70º– 140º zwischen Neutral-Rotation und Außenrotation (Tabelle 16).

Bei vorderer Schubladenbelastung spannt sich der anteromediale Anteil des vorderen Kreuzbandes an wie bei Innenrotation. Der Verlauf von 20º bis 50º sowie von 120º bis 140º ist dabei signifikant unterschiedlich zur Neutralstellung des Kniegelenkes.

Hintere Schubladenbelastung führt zur stärksten Bandlockerung bis zu 40º Beugung, bei stärkerer Beugung wird die größte relative Lockerung jedoch durch Außenrotation hervorgerufen. Der Spannungsverlauf bei hinterer Schubladenbelastung ähnelt dem bei Neutralstellung.

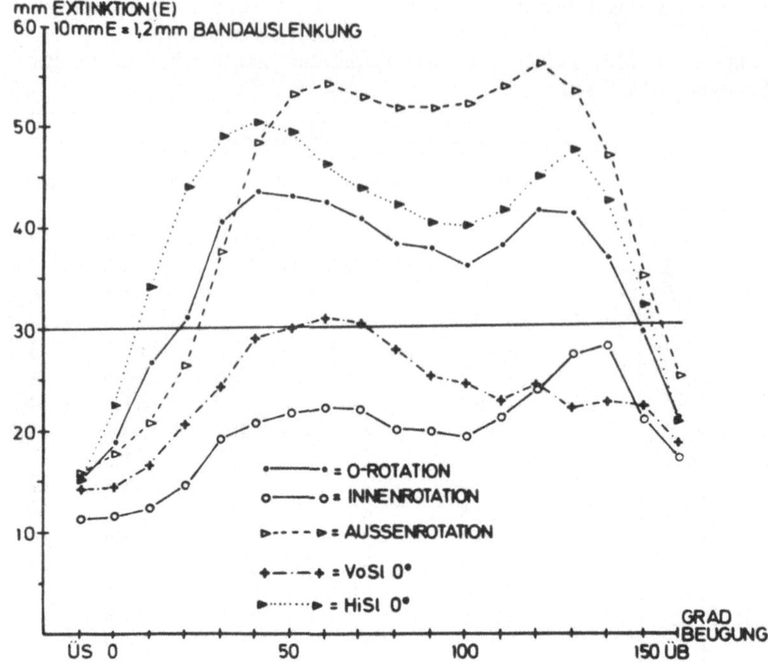

Abb. 44. (2.2.1) Versuchsanordnung II. Verlauf der relativen Bandspannung in Neutralstellung, Innenrotation, Außenrotation sowie vorderer und hinterer Schubladenbelastung des anteromedialen Anteiles des vorderen Kreuzbandes im Bewegungsbereich von Überstreckung bis Überbeugung ($n = 10$). 10 mm Auslenkung (Extinktion) entsprechen 1,2 mm seitlicher Bandlockerung. Angegeben sind die Mittelwerte aus Einzelmessungen bei 10 Kniegelenken. Standardfehler des Mittelwertes sowie Signifikanzberechnung s. Tabelle 16. Bei 30 mm Extinktion ist durch eine Querlinie eine deskriptive Grenze zwischen relativer Spannung und relativer Lockerung eingezeichnet. In Innenrotation und vorderer Schubladenbelastung ist das Band über dem gesamten Bewegungsablauf gespannt

Allen Kurvenverläufen gemeinsam ist die Wellenform sowie die stärkere Spannung in Überstreckung gegenüber Überbeugung.

Tabelle 16. Relative Spannung des anteromedialen Anteiles des vorderen Kreuzbandes (n = 10)

	0		IR		AR		voSl0		hiSl0	
	$\bar{x}\pm$	$S\bar{x}$	$\bar{x}\pm$	$S\bar{x}$	$\bar{x}\pm$	$S\bar{x}$	$\bar{x}\pm$	$S\bar{x}$	$\bar{x}\pm$	$S\bar{x}$
ÜS	15,1	4,6	11,0	4,2	15,7	5,2	14,1	4,5	15,1	4,6
0°	18,7	4,7	11,6	3,9	17,9	4,7	14,4	3,4	22,6	5,6
10°	26,8	5,4	12,4	4,1	20,6	4,8	16,5	3,0	34,1	5,3
20°	31,0	5,8	14,6	4,7	26,4	5,8	20,6	4,1	44,0	5,5
30°	40,6	6,9	19,0	5,8	37,5	6,4	24,3	4,9	49,2	5,9
40°	43,5	6,8	20,7 (+++)	6,2	48,3 (-)	6,4	29,1 (+)	6,0	50,4 (-)	6,2
50°	43,2	6,6	21,9	6,3	53,3	6,0	30,1	6,1	49,8	6,2
60°	42,6	6,9	22,3	6,4	54,3	5,6	31,2	6,2	46,8	6,2
70°	41,0	7,0	22,2	6,5	53,2	5,9	30,8	5,9	44,0	6,6
80°	38,6	6,7	20,3	6,3	52,0	5,9	28,1	6,0	42,5	6,6
90°	38,3	6,4	20,1 (++)	6,0	52,1 (+)	5,9	25,4 (-)	5,5	40,8 (-)	6,4
100°	36,6	6,5	19,7	6,0	52,6	6,1	24,9	5,6	40,6	6,4
110°	38,5	6,2	21,6	5,9	54,3	6,1	23,1	5,2	42,1	6,8
120°	42,1	5,7	24,3	5,8	56,5	5,6	24,7	5,0	45,3	5,8
130°	41,9	5,2	27,9 (+)	5,7	53,9 (+)	5,1	22,5 (+++)	4,9	48,1 (-)	5,7
140°	37,5	4,8	28,8	5,4	47,4	5,0	23,0	4,4	43,0	5,2
150°	30,1	4,1	21,4	3,7	35,4	4,5	22,8	3,1	32,8	3,6
ÜB	21,7	1,9	17,7	2,9	25,6	4,8	19,2	2,6	21,4	2,8

0 Null-Rotation, *IR* Innenrotation, *AR* Außenrotation, *voSl0* vordere Schubladenbelastung in Nullrotation, *hiSl0* hintere Schubladenbelastung in Null-Rotation, *ÜS* Überstreckung, *ÜB* Überbeugung, $\bar{x}$ Mittelwerte der Auslenkung der Lichtmarke in mm, $S\bar{x}$ Standardfehler des Mittelwertes.
(+++) signifikant mit 0,1% Irrtumswahrscheinlichkeit, (++) signifikant mit 1,0% Irrtumswahrscheinlichkeit, (+) signifikant mit 5% Irrtumswahrscheinlichkeit, (-) nicht signifikant. Die Signifikanzen (Chiquadrat-Verteilung) beziehen sich auf die Kurvenverläufe 20°−50°, 70°−100° sowie 120°−140° gegenüber Null-Rotation.

2.2.2 *Posterolateraler Anteil des vorderen Kreuzbandes* (Abb. 45, Tabelle 17)

Die Kurven in Neutralposition, Außenrotation und hinterer Schubladenbelastung verlaufen nahezu identisch. Nach schnellem Spannungsverlust bis 10° Beugung liegt zwischen 40° und 140° Beugung eine leicht zunehmende plateauförmige starke Bandlockerung vor. Durch Innenrotation wird die Bandlockerung am stärksten gemindert, mehr noch als durch vordere Schubladenbelastung. Die relative Bandlockerung in Innenrotation ist jedoch etwa doppelt so stark wie beim anteromedialen Anteil des vorderen Kreuzbandes. Allen Kurvenverläufen gemeinsam ist die stärkere Spannung in Überstreckung gegenüber maximaler Beugung. Signifikant unterschiedliche Kurvenverläufe im Vergleich zur Neutral-

54

stellung liegen nur für Innenrotation zwischen 20⁰ und 140⁰ Beugung sowie für vordere Schubladenbelastung von 120⁰ bis 140⁰ Beugung vor (Tabelle 17). Gegenüber dem anteromedialen Teil des Bandes zeigen sich in fast allen Positionen signifikante Unterschiede (s. Tabelle 24).

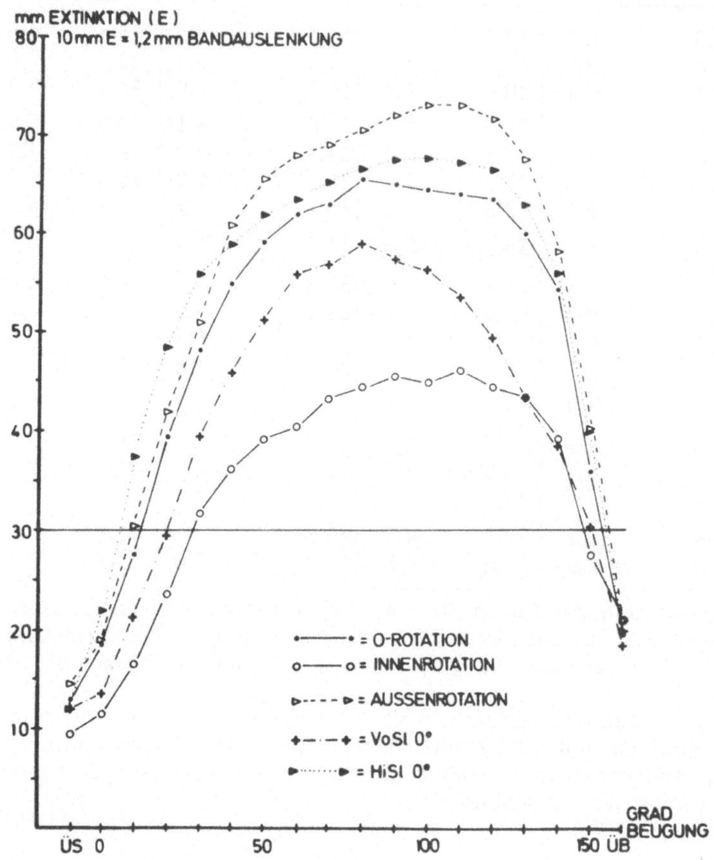

Abb. 45. (2.2.2) Verlauf der relativen Bandspannung am posterolateralen Anteil ($n = 10$) des vorderen Kreuzbandes. Gegenüber dem anteromedialen Anteil des vorderen Kreuzbandes ist die Spannung deutlich gemindert. Es fehlt die Spannungszunahme bei rechtwinkliger Beugung. Die stärkste Bandlockerung wird durch Außenrotation, die stärkste Spannung durch Innenrotation erzeugt

Tabelle 17. Relative Spannung des posterolateralen Anteiles des vorderen Kreuzbandes (n = 10)

	0		IR		AR		voSl0		hiSl0	
	$\bar{x}$ ±	$S\bar{x}$	$\bar{x}$ ±	$S\bar{x}$	$\bar{x}$ ±	$S\bar{x}$	$\bar{x}$ ±	$S\bar{x}$	$\bar{x}$ ±	$S\bar{x}$
ÜS	13,1	2,9	9,7	2,1	14,6	3,0	12,2	2,7	12,4	2,8
0º	18,5	2,9	11,7	2,3	19,0	3,4	13,7	2,5	22,1	3,7
10º	27,7	4,0	16,8	3,0	30,6	4,1	21,4	3,7	37,5	5,0
20º	39,6	5,4	23,8	4,1	42,1	4,7	29,6	4,4	48,7	5,7
30º	48,4	6,1	31,9	5,1	54,4	5,7	39,7	5,5	56,2	6,4
40º	55,0	6,7	36,4 (+++)	5,6	61,1 (-)	6,0	46,0 (-)	5,6	59,3 (-)	6,5
50º	57,9	6,2	39,3	6,1	65,9	6,4	51,4	5,7	62,2	6,5
60º	62,1	6,6	40,9	6,7	68,0	6,5	56,0	5,9	63,9	6,1
70º	63,2	6,9	43,4	6,5	69,2	6,6	57,2	5,7	65,4	6,4
80º	65,5	6,8	44,6	6,3	70,8	6,8	59,3	6,0	66,9	6,6
90º	65,0	6,4	45,6 (+++)	6,0	72,0 (-)	6,5	57,6 (-)	6,0	67,6 (-)	6,8
100º	64,7	6,8	45,0	5,9	73,1	6,6	56,6	5,7	67,9	6,8
110º	64,1	7,5	46,3	6,0	73,2	6,5	53,7	5,2	67,4	6,8
120º	63,7	7,2	44,5	5,3	71,8	6,7	49,5	4,6	66,6	6,8
130º	60,2	6,7	43,5 (+)	6,0	67,7 (-)	6,2	43,7 (+)	4,4	63,0 (-)	6,9
140º	51,0	5,9	39,4	6,0	58,4	5,5	38,9	4,1	56,3	6,1
150º	36,2	4,9	27,8	5,1	40,4	4,9	30,6	3,9	40,1	4,8
ÜB	19,9	4,5	21,3	4,9	21,3	5,3	18,9	4,2	20,0	4,5

0 Null-Rotation, *IR* Innenrotation, *AR* Außenrotation, *voSl0* vordere Schubladenbelastung in Null-Rotation, *hiSl0* hintere Schubladenbelastung in Null-Rotation, *ÜS* Überstreckung, *ÜB* Überbeugung, $\bar{x}$ Mittelwerte der Auslenkung der Lichtmarke in mm, $S\bar{x}$ Standardfehler des Mittelwertes.
(+++) signifikant mit 0,1% Irrtumswahrscheinlichkeit, (++) signifikant mit 1,0% Irrtumswahrscheinlichkeit, (+) signifikant mit 5% Irrtumswahrscheinlichkeit, (-) nicht signifikant. Die Signifikanzen (Chiquadrat-Verteilung) beziehen sich auf die Kurvenverläufe 20º–50º, 70º–100º sowie 120º–140º gegenüber Null-Rotation.

2.2.3 Vorderer Anteil des hinteren Kreuzbandes (Abb. 46, Tabelle 18)

Die Spannungsverläufe sind fast identisch in Neutralposition und vorderer Schubladenbelastung. In Überstreckung liegt bereits eine relativ starke Bandlockerung vor, die bei
30⁰ Beugung ihr Maximum erreicht und dann kontinuierlich bis zu relativ starker Anspannung in maximaler Beugung abfällt. Weniger anfänglicher Spannungsverlust und
frühere erneute Anspannung bei Beugung wird durch Innenrotation, Außenrotation oder
vordere Schubladenbelastung erreicht. Im Vergleich zur Neutralposition sind die Kurven
lediglich von 120⁰ bis 140⁰ in Innenrotation und Außenrotation signifikant verschieden.
Für alle Untersuchungsbedingungen ist die relative Spannung in maximaler Beugung etwa
doppelt so hoch wie in Überstreckung.

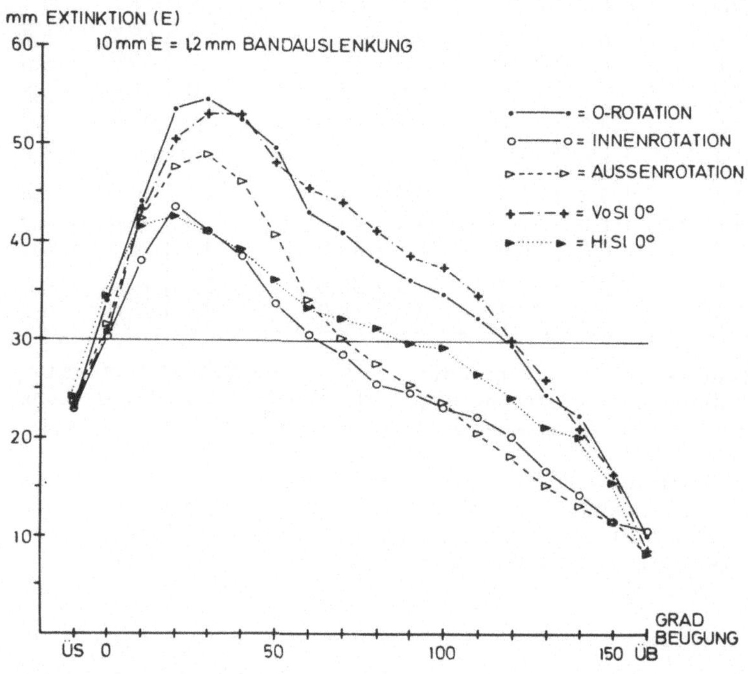

Abb. 46. (2.2.3) Verlauf der relativen Bandspannung am vorderen Anteil (n = 10) des
hinteren Kreuzbandes. Die maximale Bandlockerung bei 30⁰ Beugung nimmt bei weiterer
Beugung kontinuierlich ab. In Überbeugung ist das Band stärker gespannt als in Überstreckung. Die Kurvenverläufe ähneln sich für Neutralrotation und vordere Schubladenbelastung

Tabelle 18. Relative Spannung des vorderen Anteiles des hinteren Kreuzbandes (n = 10)

	0		IR		AR		voSlO		hiSlO	
	$\bar{x}\ \pm$	$S\bar{x}$	$\bar{x}\ \pm$	$S\bar{x}$	$\bar{x}\ \pm$	$S\bar{x}$	$\bar{x}\ \pm$	$S\bar{x}$	$\bar{x}\ \pm$	$S\bar{x}$
ÜS	23,3	2,4	23,0	3,1	23,8	1,9	23,4	2,3	24,2	2,5
0°	34,0	4,1	30,3	4,3	31,6	3,2	31,3	3,5	34,4	5,2
10°	44,2	6,2	38,0	5,9	42,4	4,3	43,6	5,1	41,9	5,5
20°	53,7	6,8	43,7	6,8	47,7	5,1	50,8	6,4	42,8	6,5
30°	54,6	7,6	41,0 (-)	7,4	48,8 (-)	6,1	53,0	7,1	41,1 (-)	7,0
40°	52,6	7,6	38,6	7,3	46,1	7,1	53,0 (-)	7,4	39,2	7,2
50°	48,9	7,7	33,7	7,1	40,7	6,9	48,2	7,7	36,2	6,7
60°	43,1	7,2	30,8	6,5	34,1	6,4	45,7	7,4	33,2	6,7
70°	41,1	7,0	27,5 (-)	6,2	30,0 (-)	6,2	44,3	7,5	32,2 (-)	6,5
80°	38,2	6,7	25,7	6,1	27,5	6,2	41,3 (-)	7,1	31,3	6,5
90°	36,2	6,6	24,8	5,8	25,3	5,9	38,7 (-)	6,7	29,8	6,0
100°	34,7	6,2	23,1	5,5	23,6	5,4	37,8	5,9	29,4	5,8
110°	32,3	5,4	22,1	5,0	20,5	4,6	34,8	5,0	26,6	4,7
120°	29,6	4,6	20,2 (+)	4,3	18,0 (++)	3,6	30,1	3,6	24,0 (-)	3,8
130°	24,4	3,2	16,8	3,2	15,2	2,4	26,1 (-)	3,3	21,0	2,9
140°	22,4	3,7	14,3	2,8	13,1	2,1	21,1	2,2	20,3	3,2
150°	16,5	2,4	11,6	2,9	11,7	1,8	16,0	2,3	15,7	2,3
ÜB	10,3	2,0	10,6	1,9	8,1	1,8	8,5	1,4	8,7	1,1

0 Null-Rotation, *IR* Innenrotation, *AR* Außenrotation, *voSlO* vordere Schubladenbelastung in Null-Rotation, *hiSlO* hintere Schubladenbelastung in Null-Rotation, *ÜS* Überstreckung, *ÜB* Überbeugung, $\bar{x}$ Mittelwerte der Auslenkung der Lichtmarke in mm, $S\bar{x}$ Standardfehler des Mittelwertes.

(+++) signifikant mit 0,1% Irrtumswahrscheinlichkeit, (++) signifikant mit 1,0% Irrtums-wahrscheinlichkeit, (+) signifikant mit 5% Irrtumswahrscheinlichkeit, (-) nicht signifikant. Die Signifikanzen (Chiquadrat-Verteilung) beziehen sich auf die Kurvenverläufe 20°–50°, 70°–100° sowie 120°–140° gegenüber Null-Rotation.

58

2.2.4 *Medialer Anteil des hinteren Kreuzbandes* (Abb. 47, Tabelle 19)

Die Kurven verlaufen ähnlich wie beim vorderen Anteil des hinteren Kreuzbandes (2.2.3). Unterschiedlich ist jedoch die starke Bandanspannung in Überstreckung. Schneller Spannungsverlust bis etwa 10° Beugung mit einem Lockerungsmaximum bei 30° wird gefolgt von allmählich zunehmender Bandspannung, die am stärksten bei Innenrotation (signifikant gegenüber Neutralstellung) und am schwächsten bei vorderer Schubladenbelastung vorhanden ist. Die Bandspannung ist in Überbeugung gegenüber Überstreckung leicht vermindert.

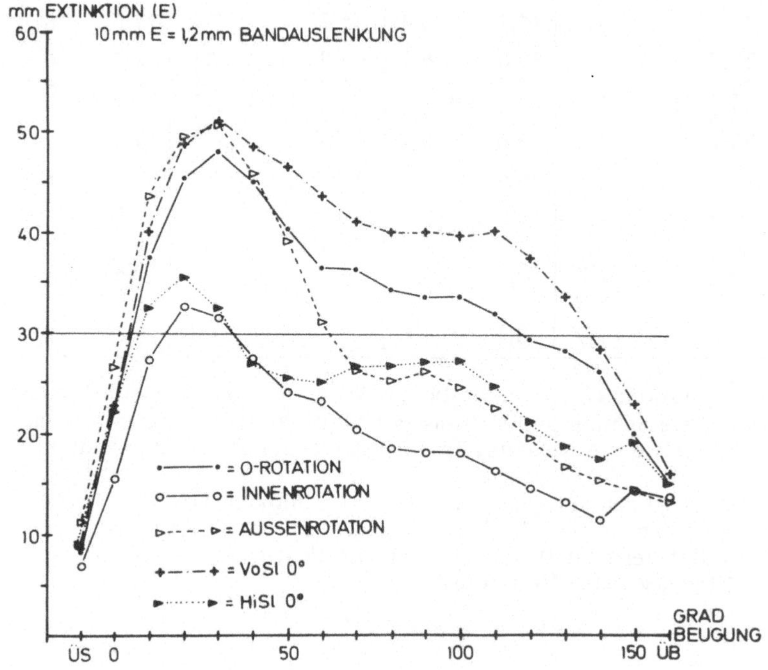

Abb. 47. (2.2.4) Verlauf der relativen Bandspannung am medialen Anteil ($n = 10$) des hinteren Kreuzbandes. Die Kurve verläuft ähnlich wie am vorderen Anteil des hinteren Kreuzbandes. Jedoch ist die Spannung in Überstreckung wesentlich stärker. Innenrotation erzeugt die größte Bandspannung über dem gesamten Bewegungsablauf

Tabelle 19. Relative Spannung des medialen Anteiles des hinteren Kreuzbandes (n = 10)

	0		IR		AR		voS10		hiS10	
	$\bar{x}\pm$	$S\bar{x}$	$\bar{x}\pm$	$S\bar{x}$	$\bar{x}\pm$	$S\bar{x}$	$\bar{x}\pm$	$S\bar{x}$	$\bar{x}\pm$	$S\bar{x}$
ÜS	8,4	2,1	7,0	1,8	11,3	2,2	8,6	2,0	8,7	2,0
0°	22,6	3,2	15,7	2,6	26,8	3,4	22,9	3,8	22,3	3,4
10°	37,7	4,1	27,3	3,3	43,4	3,9	40,0	4,6	32,4	2,9
20°	45,6	5,2	32,9	4,1	49,4	4,6	48,8	5,4	35,7	5,1
30°	48,0	6,5	31,8	4,3	50,5	6,4	51,1	5,9	32,6	6,1
40°	45,0	6,6	27,6 (++)	4,5	45,9 (-)	7,1	48,4 (-)	6,6	27,3 (++)	4,0
50°	40,4	6,0	24,1	4,9	39,0	2,5	46,6	6,6	25,6	4,1
60°	36,6	5,3	23,2	5,0	31,1	5,7	43,4	6,4	25,1	4,0
70°	36,6	5,2	20,4	3,8	26,2	4,6	41,0	6,1	26,6	4,1
80°	34,8	4,8	18,9	3,6	25,3	3,9	40,1	5,6	26,7	4,3
90°	33,6	4,7	18,7 (++)	3,7	26,2 (-)	4,4	40,0 (-)	5,7	27,0 (-)	4,0
100°	33,6	4,8	18,2	3,5	24,8	4,4	39,9	5,7	27,1	4,1
110°	32,0	4,4	16,4	3,4	22,5	3,7	40,2	5,6	24,8	3,9
120°	29,5	4,5	14,9	3,2	19,6	3,6	37,5	5,4	21,2	3,6
130°	28,3	4,4	13,2 (+++)	3,2	16,9 (+)	3,5	33,5 (-)	5,4	18,8 (-)	3,4
140°	26,3	4,6	11,7	2,8	15,3	2,9	28,2	4,5	17,7	3,4
150°	20,2	3,0	14,3	2,8	14,4	2,5	23,0	3,7	19,2	3,7
ÜB	15,0	2,6	13,8	2,8	13,3	2,3	16,1	3,2	15,0	2,9

0 Null-Rotation, *IR* Innenrotation, *AR* Außenrotation, *voS10* vordere Schubladenbelastung in Null-Rotation, *hiS10* hintere Schubladenbelastung in Null-Rotation, *ÜS* Überstreckung, *ÜB* Überbeugung, $\bar{x}$ Mittelwerte der Auslenkung der Lichtmarke in mm, $S\bar{x}$ Standardfehler des Mittelwertes.

(+++) signifikant mit 0,1% Irrtumswahrscheinlichkeit, (++) signifikant mit 1,0% Irrtumswahrscheinlichkeit, (+) signifikant mit 5% Irrtumswahrscheinlichkeit, (-) nicht signifikant. Die Signifikanzen (Chiquadrat-Verteilung) beziehen sich auf die Kurvenverläufe 20°−50°, 70°−100° sowie 120°−140° gegenüber Null-Rotation.

60

2.2.5 *Lateraler Anteil des hinteren Kreuzbandes* (Abb. 48, Tabelle 20)

Die relativ geringe Bandspannung in Überstreckung wird von einem flachen Lockerungsmaximum zwischen 10⁰ und 20⁰ Beugung abgelöst. Danach nimmt die Bandspannung
bis zu einem plateauförmigen Spannungsmaximum zwischen 60⁰ und 100⁰ Beugung ab.
Bei 140⁰ Beugung liegt ein erneutes sehr flaches Lockerungsmaximum. In Überbeugung
ist das Band gegenüber Überstreckung leicht vermehrt gespannt. Wesentlich ist der insgesamt gespannte Kurvenverlauf und die Tatsache, daß die maximale Bandspannung,
die bis 50⁰ Beugung durch hintere Schubladenbelastung erzeugt wird, ab 60⁰ Beugung
durch alleinige Außenrotation hervorgerufen wird. Das weicht ab von den anderen Par-
tien des hinteren Kreuzbandes.

Der Verlauf gegenüber Neutralstellung ist signifikant (Tabelle 20). Gegenüber dem vorderen Anteil des hinteren Kreuzbandes bestehen zwischen 20⁰ und 100⁰ Beugung sowie
in Überbeugung in fast allen Positionen signifikante Unterschiede (s. Tabelle 24).

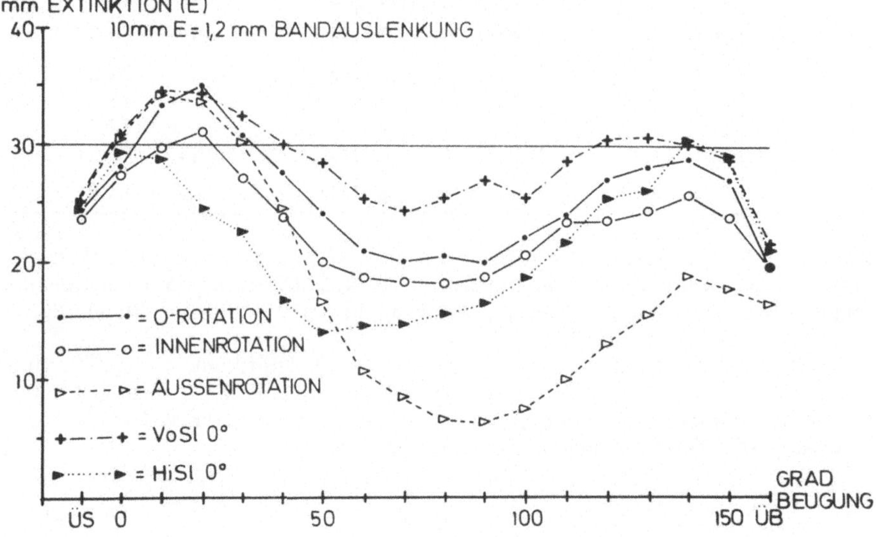

Abb. 48. (2.2.5) Verlauf der relativen Bandspannung am lateralen Anteil ($n = 10$) des
hinteren Kreuzbandes. Über dem gesamten Bewegungsablauf des Kniegelenkes liegt im
Vergleich zu den anderen Ableitungen die stärkste Bandspannung vor. Flache Lockerungsmaxima sind lediglich bei 10⁰–20⁰ Beugung sowie bei 140⁰ Beugung vorhanden.
In rechtwinkliger Beugung und Außenrotation ist das Band am straffsten gespannt

Tabelle 20. Relative Spannung des lateralen Anteiles des hinteren Kreuzbandes (n = 10)

	0		IR			AR			voS10			hiS10		
	$\bar{x}$ ±	$S\bar{x}$	$\bar{x}$ ±		$S\bar{x}$	$\bar{x}$ ±		$S\bar{x}$	$\bar{x}$ ±		$S\bar{x}$	$\bar{x}$ ±		$S\bar{x}$
ÜS	24,5	3,0	23,7		2,4	25,1		3,0	25,0		2,9	24,6		2,8
0°	28,2	3,1	27,4		2,6	30,6		3,3	30,9		2,9	29,3		2,8
10°	33,3	2,8	29,9		2,7	34,2		3,6	34,4		3,1	28,8		3,6
20°	35,0	3,9	31,2		2,7	33,6		4,1	34,3		3,2	24,6		4,1
30°	30,9	4,3	27,2	(-)	3,6	30,3	(-)	4,4	32,5	(-)	3,4	22,7	(++)	3,4
40°	27,7	4,5	23,8		3,3	24,4		4,3	30,1		3,3	16,9		2,2
50°	24,2	3,6	20,2		2,8	16,9		4,0	28,4		3,6	14,0		2,1
60°	21,1	2,9	18,9		2,8	10,9		2,8	25,4		3,1	14,7		2,3
70°	20,2	2,7	18,4		3,0	8,5		2,7	24,8		3,3	14,9		1,8
80°	20,7	2,2	18,3	(-)	3,4	6,9	(+++)	1,5	25,4	(-)	2,7	15,5	(+)	1,4
90°	20,2	2,7	18,7		3,7	6,5		1,3	27,0		3,3	16,5		1,5
100°	22,2	2,4	20,7		3,8	7,5		1,4	25,5		2,3	18,6		1,4
110°	24,0	3,1	23,4		3,5	10,1		2,1	28,5		3,1	21,9		1,8
120°	27,1	3,4	23,5		4,1	13,0		2,8	30,6		3,3	25,4		2,6
130°	28,1	3,3	24,3	(-)	3,4	15,6	(+++)	3,4	30,7	(-)	3,4	26,1	(-)	2,5
140°	28,8	3,0	25,8		3,5	18,7		3,6	30,1		2,2	30,0		3,6
150°	27,0	3,3	23,8		2,5	17,9		3,2	28,6		3,6	29,0		4,2
ÜB	19,7	2,5	19,8		2,9	16,6		3,2	21,6		3,1	21,3		2,9

0 Null-Rotation, *IR* Innenrotation, *AR* Außenrotation, *voS10* vordere Schubladenbelastung in Null-Rotation, *hiS10* hintere Schubladenbelastung in Null-Rotation, *ÜS* Überstreckung, *ÜB* Überbeugung, $\bar{x}$ Mittelwerte der Auslenkung der Lichtmarke in mm, $S\bar{x}$ Standardfehler des Mittelwertes.

(+++) signifikant mit 0,1% Irrtumswahrscheinlichkeit, (++) signifikant mit 1,0% Irrtumswahrscheinlichkeit, (+) signifikant mit 5% Irrtumswahrscheinlichkeit, (-) nicht signifikant. Die Signifikanzen (Chiquadrat-Verteilung) beziehen sich auf die Kurvenverläufe 20°–50°, 70°–100° sowie 120°–140° gegenüber Null-Rotation.

2.2.6 *Vorderer Anteil der oberflächlichen Schicht des Innenbandes* (Abb. 49, Tabelle 21)

Der vordere Anteil des Innenbandes hat in Neutralstellung einen ähnlichen Kurvenverlauf wie der anteromediale Anteil des vorderen Kreuzbandes (2.2.1). Nach schnellem Spannungsverlust bereits bei 0° liegen Lockerungsmaxima bei 30° und 130°. Zwischen 60° und 100° nimmt die Spannung wieder etwas zu. Wesentlich ist die signifikante Anspannung des Innenbandes über dem gesamten Bewegungsumfang des Kniegelenkes in Außenrotation, weniger in Innenrotation.

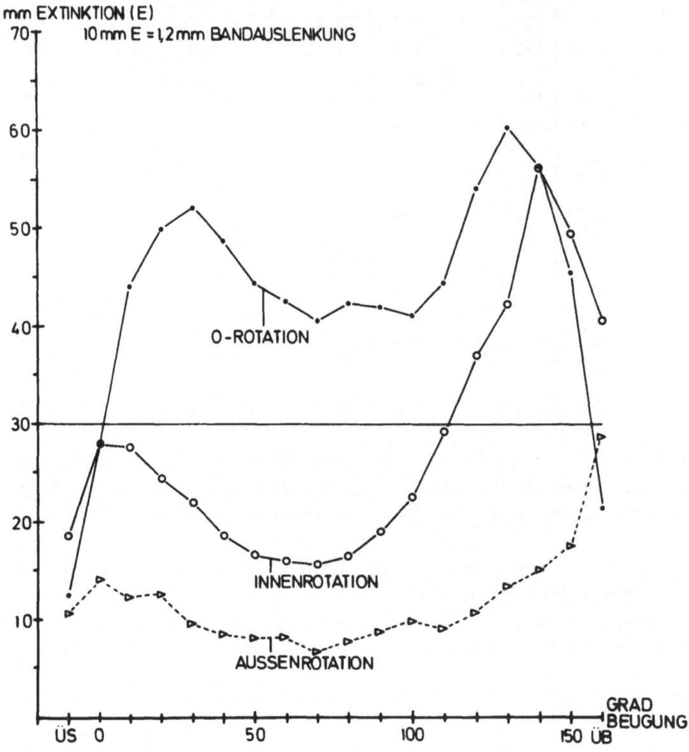

Abb. 49. (2.2.6) Verlauf der relativen Bandspannung am vorderen Anteil der oberflächlichen Schicht des Innenbandes (*n* = 10). In Neutralrotation verläuft die Bandspannung ähnlich dem anteromedialen Anteil des vorderes Kreuzbandes (Abb. 44). Lockerungsmaxima bei 30° und 130°, Spannungsmaximum von 60°–100° Beugung. Durch Außenrotation wird das Innenband über dem gesamten Bewegungsablauf straff gespannt, weniger durch Innenrotation

Tabelle 21. Relative Spannung des vorderen Anteiles des Innenbandes — oberflächliche Schicht (n = 10)

	0			IR			AR		
	$\bar{x}$	±	$S\bar{x}$	$\bar{x}$	±	$S\bar{x}$	$\bar{x}$	±	$S\bar{x}$
ÜS	12,6		2,7	18,5		3,1	10,6		2,3
0°	28,0		3,9	28,1		4,8	14,0		2,5
10°	44,1		6,3	27,9		3,2	12,2		2,0
20°	50,0		6,4	24,7		2,7	12,6		3,2
30°	52,2		5,7	22,0		2,2	9,7		1,5
40°	48,9		6,3	18,6	(+++)	2,5	8,4	(+++)	1,8
50°	44,9		6,0	16,6		2,5	8,0		1,8
60°	42,9		6,3	16,0		2,6	8,2		1,5
70°	40,7		6,8	15,8		2,2	6,8		1,5
80°	42,4		6,4	16,5	(+++)	2,1	7,9	(+++)	2,0
90°	42,1		6,2	19,1		1,9	8,7		1,4
100°	41,2		5,8	22,5		2,2	9,9		1,3
110°	44,8		6,9	29,3		2,1	9,0		1,7
120°	54,2		6,9	37,1		2,5	10,9		1,9
130°	60,3		8,8	42,3	(+)	3,9	13,3	(+++)	2,4
140°	56,4		8,7	56,3		6,9	15,1		3,3
150°	45,5		8,1	49,5		9,0	17,4		4,6
ÜB	21,6		4,6	40,5		6,8	28,8		5,9

0 Null-Rotation, *IR* Innenrotation, *AR* Außenrotation, *ÜS* Überstreckung, *ÜB* Überbeugung, $\bar{x}$ Mittelwerte der Auslenkung der Lichtmarke in mm, $S\bar{x}$ Standardfehler des Mittelwertes.

(+++) signifikant mit 0,1% Irrtumswahrscheinlichkeit, (++) signifikant mit 1,0% Irrtumswahrscheinlichkeit, (+) signifikant mit 5% Irrtumswahrscheinlichkeit, (-) nicht signifikant. Die Signifikanzen (Chiquadrat-Verteilung) beziehen sich auf die Kurvenverläufe 20°–50°, 70°–100° sowie 120°–140° gegenüber Null-Rotation.

2.2.7 *Posterior Oblique Ligament* (Abb. 50, Tabelle 22)

Dieses Band ist lediglich in Überstreckung angespannt und verliert schon bei geringer Beugung seine Spannung auch bei Rotation (Abb. 51). Bei zunehmender Beugung lockert sich das Band in Innenrotation weniger als in Außenrotation.

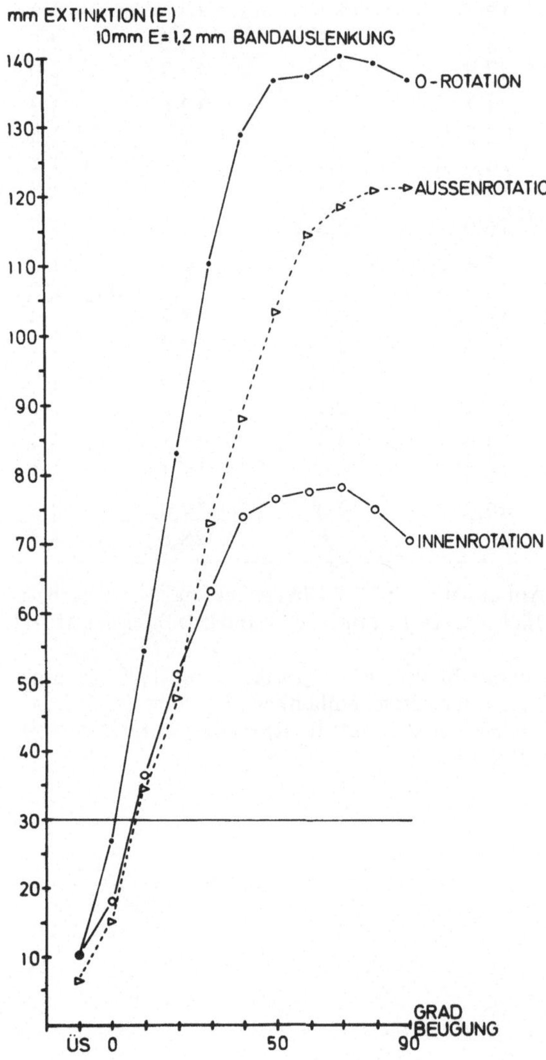

Abb. 50. (2.2.7) Verlauf der relativen Bandspannung am Posterior Oblique Ligament ($n = 10$). Dieses Band ist lediglich in Streckung gespannt und lockert sich bereits bei leichter Beugung (ab 0°)

Tabelle 22. Relative Spannung des Posterior Oblique Ligament (n = 10)

	0			IR			AR		
	$\overline{x}$	±	S$\overline{x}$	$\overline{x}$	±	S$\overline{x}$	$\overline{x}$	±	S$\overline{x}$
ÜS	10,3		2,5	10,9		3,6	6,4		1,7
0°	27,2		4,3	18,0		2,3	15,2		3,6
10°	54,7		6,1	36,8		4,1	34,7		5,2
20°	83,4		6,2	51,1		6,6	47,7		8,9
30°	110,5		5,6	63,3	(+++)	6,6	73,2	(+++)	9,1
40°	129,2		7,9	74,2		7,6	88,3		9,9
50°	137,0		9,3	76,8		8,8	103,5		10,6
60°	137,7		8,8	77,8		9,8	114,8		11,0
70°	140,8		10,2	78,3		10,7	118,9		11,8
80°	139,7		11,2	75,0	(+++)	10,9	121,3	(-)	13,5
90°	137,0		14,4	70,6		10,8	121,7		14,6

0 Null-Rotation, *IR* Innenrotation, *AR* Außenrotation, *ÜS* Überstreckung, *ÜB* Überbeugung, *x* Mittelwerte der Auslenkung der Lichtmarke in mm, *Sx̄* Standardfehler des Mittelwertes.
(+++) signifikant mit 0,1% Irrtumswahrscheinlichkeit, (++) signifikant mit 1,0% Irrtumswahrscheinlichkeit, (+) signifikant mit 5% Irrtumswahrscheinlichkeit, (-) nicht signifikant. Die Signifikanzen (Chiquadrat-Verteilung) beziehen sich auf die Kurvenverläufe 20°−50°, 70°−90° gegenüber Null-Rotation.

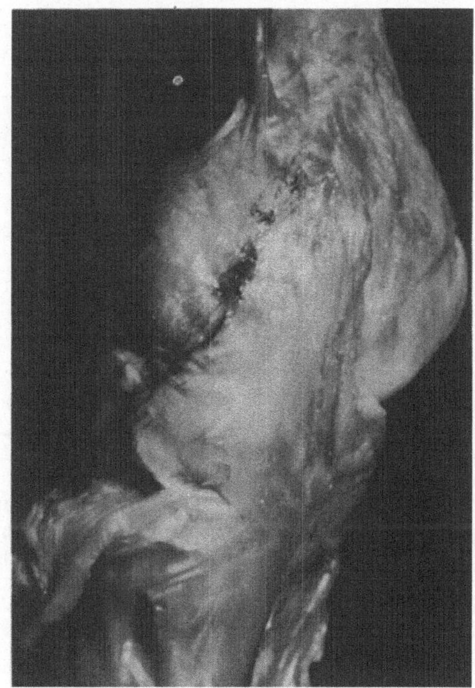

Abb. 51. (2.2.7) Posterior Oblique Ligament (*schwarz gefärbt*) in 10° Beugung und Außenrotation (s. Einleitung) deutlich gelockerte Bandführung

2.2.8 *Außenband* (Abb. 52, Tabelle 23)

Das Außenband ist in Überstreckung gespannt, in Überbeugung locker. Es verliert seine Spannung bereits bei beginnender Beugung. In Außenrotation bleibt das Band bis 60° Beugung straff gespannt. Bei Innenrotation spannt sich das Band nach anfänglicher Lockerung zwischen 50° und 140° mit Maximum zwischen 90° und 100° wieder an.

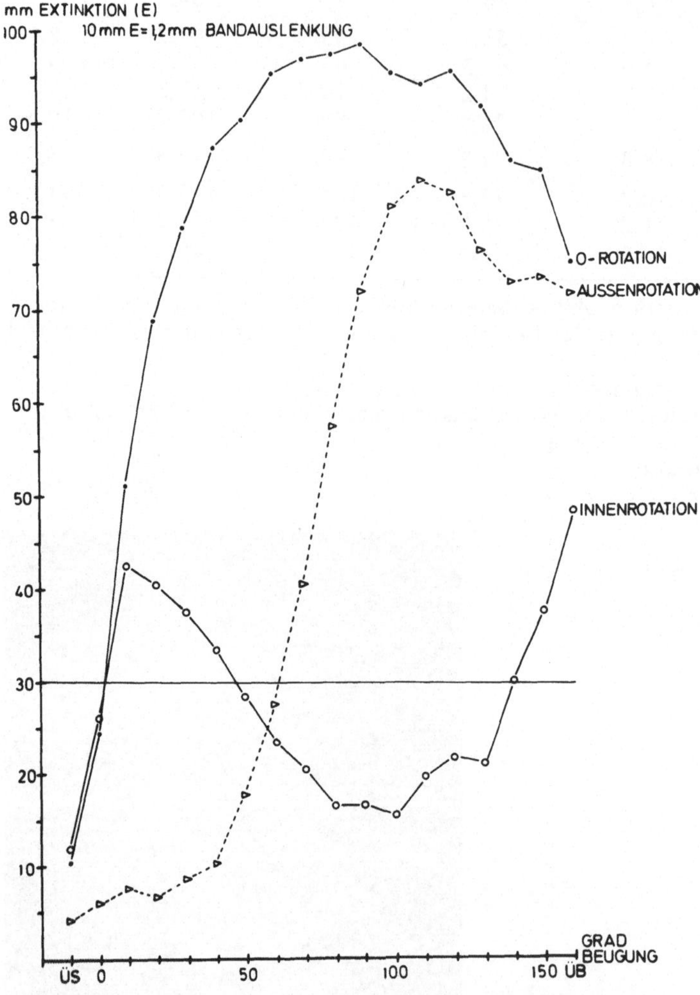

Abb. 52. (2.2.8) Verlauf der relativen Bandspannung am Außenband (*n* = 8). Spannung des Außenbandes ist in Überstreckung, in Außenrotation von 0°–50° Beugung und in Innenrotation von 60°–130° Beugung vorhanden

Tabelle 23. Relative Spannung des Außenbandes (n = 8)

	0		IR		AR	
	$\bar{x}$ ±	$S\bar{x}$	$\bar{x}$ ±	$S\bar{x}$	$\bar{x}$ ±	$S\bar{x}$
ÜS	10,6	3,1	12,1	3,3	4,1	1,2
0°	24,5	4,8	26,0	3,1	6,1	1,7
10°	51,3	5,8	42,5	4,1	7,8	2,0
20°	69,0	4,5	40,5	6,6	6,8	1,3
30°	79,0	4,8	37,6 (+++)	6,4	8,6 (+++)	1,4
40°	87,5	4,2	33,4	5,7	10,3	1,6
50°	90,4	4,4	28,3	5,9	17,9	3,6
60°	95,4	4,7	23,3	5,6	27,6	7,5
70°	97,0	4,8	20,6	5,0	40,4	10,7
80°	97,4	5,8	16,4 (+++)	5,2	57,6 (+++)	12,4
90°	98,6	6,8	16,5	4,8	72,0	11,6
100°	95,5	7,9	15,6	4,8	81,1	10,0
110°	94,3	8,5	19,4	4,8	84,0	9,5
120°	95,9	10,0	21,8 (+++)	5,2	82,6 (-)	8,7
130°	92,0	8,0	21,0	6,6	76,6	9,1
140°	86,1	8,1	30,1	8,1	73,0	10,0
150°	85,0	9,3	37,5	10,1	73,5	11,2
ÜB	75,1	13,7	48,3	12,0	71,9	13,8

0 Null-Rotation, *IR* Innenrotation, *AR* Außenrotation, *ÜS* Überstreckung, *ÜB* Überbeugung, $\bar{x}$ Mittelwerte der Auslenkung der Lichtmarke in mm, $S\bar{x}$ Standardfehler des Mittelwertes.
(+++) signifikant mi 0,1% Irrtumswahrscheinlichkeit, (++) signifikant mit 1,0% Irrtumswahrscheinlichkeit, (+) signifikant mit 5% Irrtumswahrscheinlichkeit, (-) nicht signifikant. Die Signifikanzen (Chiquadrat-Verteilung) beziehen sich auf die Kurvenverläufe 20°–50°, 70°–100° sowie 120°–140° gegenüber Null-Rotation.

2.2.9 Passive Komplexstabilisierung von Extrembewegungen des Kniegelenkes

Die Ergebnisse von 2.2 lassen sich durch Umschreiben und Veränderung der Darstellung dazu verwenden, die jeweiligen Strukturen, die für eine gegebene Situation passive Stabilität gewährleisten, zu benennen.

2.2.9.1 Neutralstellung (Abb. 53 und 54). Die Überstreckung wird durch nahezu alle Hauptbänder des Kniegelenkes gesichert, lediglich der ventrale und laterale Anteil des hinteren Kreuzbandes sind kaum gespannt (signifikanter Unterschied, s. Tabelle 25). In 90° Beugung bietet lediglich der laterale Anteil des hinteren Kreuzbandes gute Spannungsverhältnisse, der anteromediale Anteil des vorderen Kreuzbandes sowie der vordere und mediale Anteil des hinteren Kreuzbandes und auch das Innenband zeigen eine mäßige Lockerung, während Außenband, Posterior Oblique Ligament und posteromedialer Anteil des vorderen Kreuzbandes völlig locker sind. In Überbeugung wurde das Knie im wesentlichen durch den vorderen und medialen Anteil des hinteren Kreuzbandes, aber auch durch das vordere Kreuzband, Innenband und den lateralen Anteil des hinteren Kreuzbandes stabilisiert.

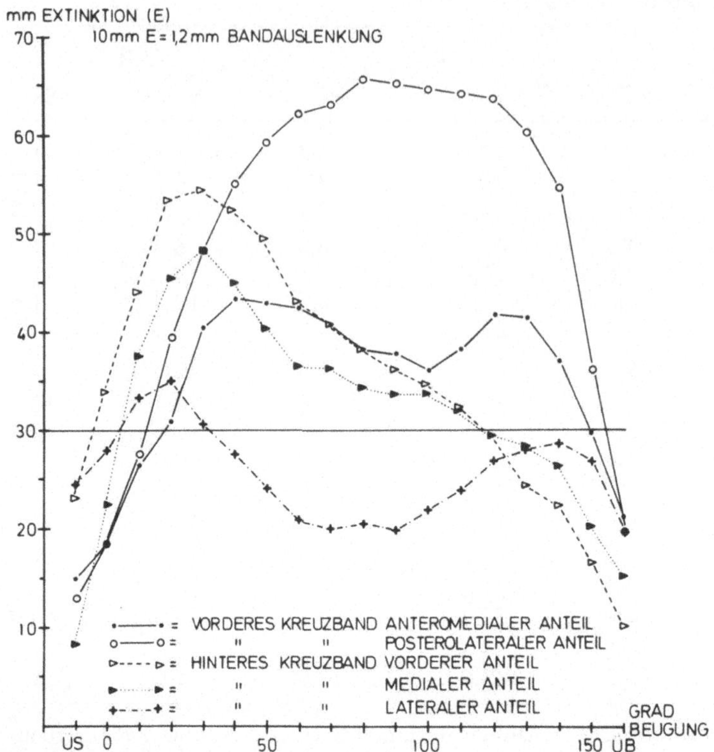

Abb. 53. (2.2.9.1) Verlauf der relativen Spannung in Neutralstellung an den zentralen Ableitungen 1–5 (*n* = 10). In Neutralstellung sind die Kniegelenksbänder nur in Beugung und Streckung gespannt. Lediglich der laterale Anteil des hinteren Kreuzbandes ist auch zwischen 40° und 140° Beugung unter Spannung

2.2.9.2 Innenrotation (Abb. 55 und 56). Für die Überstreckung gilt das gleiche wie in Neutralstellung (2.2.9.1) gesagte. In 20° Beugestellung wird das Knie vor allem durch das vordere Kreuzband stabilisiert. In rechtwinkliger Beugung sind der überwiegende Teil des hinteren Kreuzbandes sowie die beiden Seitenbänder neben dem anteromedialen Anteil des vorderen Kreuzbandes für die Stabilisierung verantwortlich, während der posteromediale Anteil des vorderen Kreuzbandes sowie das Posterior Oblique Ligament völlig locker sind. In maximaler Beugung sind wiederum die Kreuzbänder angespannt, wobei der vordere und der mediale Anteil des hinteren Kreuzbandes stärkere Spannung als die anderen abgeleiteten Kreuzbandanteile zeigen.

2.2.9.3 Außenrotation (Abb. 57 und 58). Von Überstreckung bis 0° Beugung sind vorderes Kreuzband, medialer Anteil des hinteren Kreuzbandes, Kollateralbänder sowie Posterior Oblique Ligament an der Rotationsstabilisierung beteiligt. Bei weiterer Beugung übernehmen die Collateralbänder sowie der anteromediale Anteil des vorderen Kreuzbandes die Sicherung der passiven Stabilität. Bei ca. 30° Beugung lockert sich der anteromediale Anteil des vorderen Kreuzbandes. Seine Funktion wird vom lateralen Anteil des hinteren

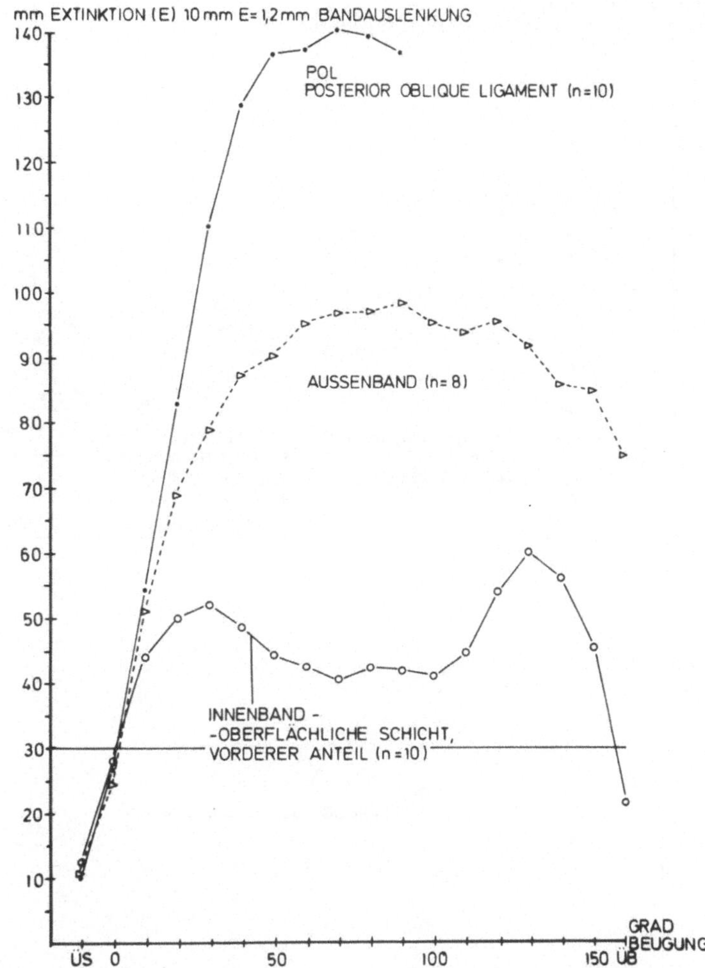

Abb. 54. (2.2.9.1) Verlauf der relativen Spannung in Neutralstellung an den peripheren Ableitungen 5—8. Spannung liegt bei allen drei Bändern lediglich in Überstreckung, in Überbeugung dagegen nur beim Innenband vor

Kreuzbandes übernommen, die dieser bis zu Überbeugung behält. Bei ca. 90° Beugung tragen auch die beiden anderen Anteile des hinteren Kreuzbandes zur Außenrotationsstabilisierung bei. Das Außenband verliert seine Spannung bei etwa 60° Beugung und wird ebenso locker wie das vordere Kreuzband, während das Innenband bis zu maximaler Beugung in Außenrotation gespannt bleibt.

mm EXTINKTION (E)
50
10mm E = 1,2 mm BANDAUSLENKUNG
40
30
20
10
• = VORDERES KREUZBAND ANTEROMEDIALER ANTEIL
o = " " POSTEROLATERALER ANTEIL
▷ = HINTERES KREUZBAND VORDERER ANTEIL
▶ = " " MEDIALER ANTEIL
+ = " " LATERALER ANTEIL
GRAD BEUGUNG
ÜS 0 50 100 150 ÜB

Abb. 55

mm EXTINKTION (E)
80
10mm E = 1,2 mm BANDAUSLENKUNG
70
60
50
40
30
20
10
POL
POSTERIOR OBLIQUE LIGAMENT (n=10)
AUSSENBAND (n=8)
INNENBAND -
-OBERFLÄCHLICHE SCHICHT,
VORDERER ANTEIL (n=10)
GRAD BEUGUNG
ÜS 0 50 100 150 ÜB

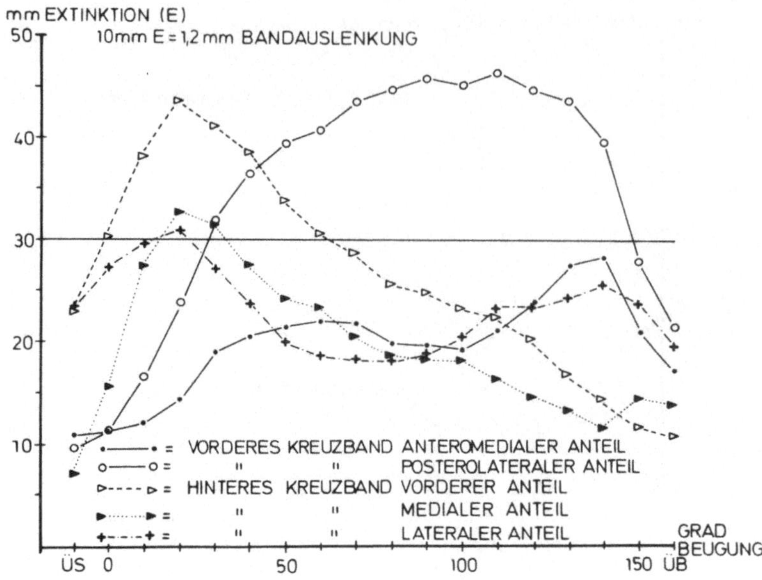

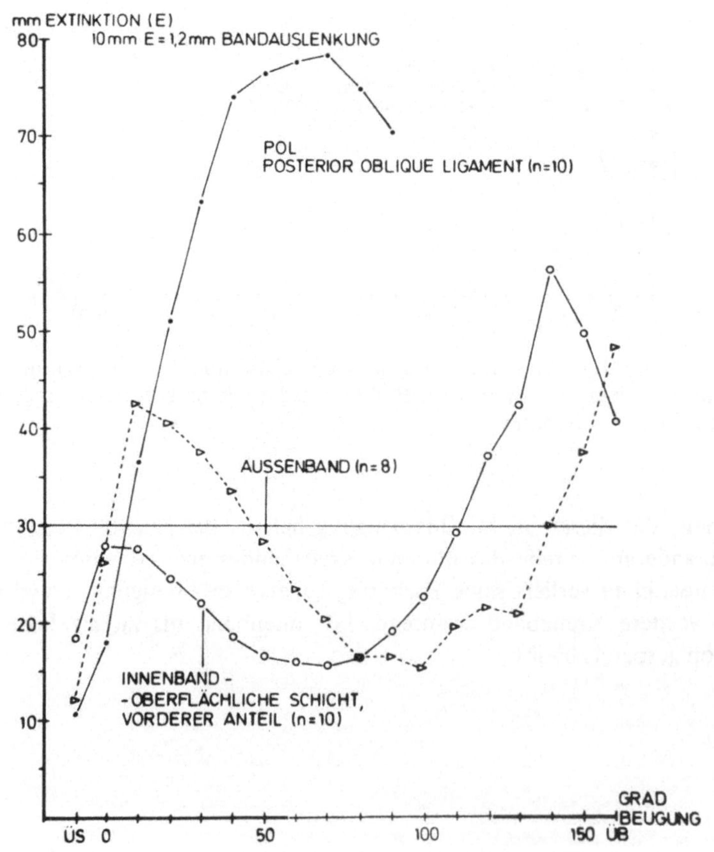

Abb. 56

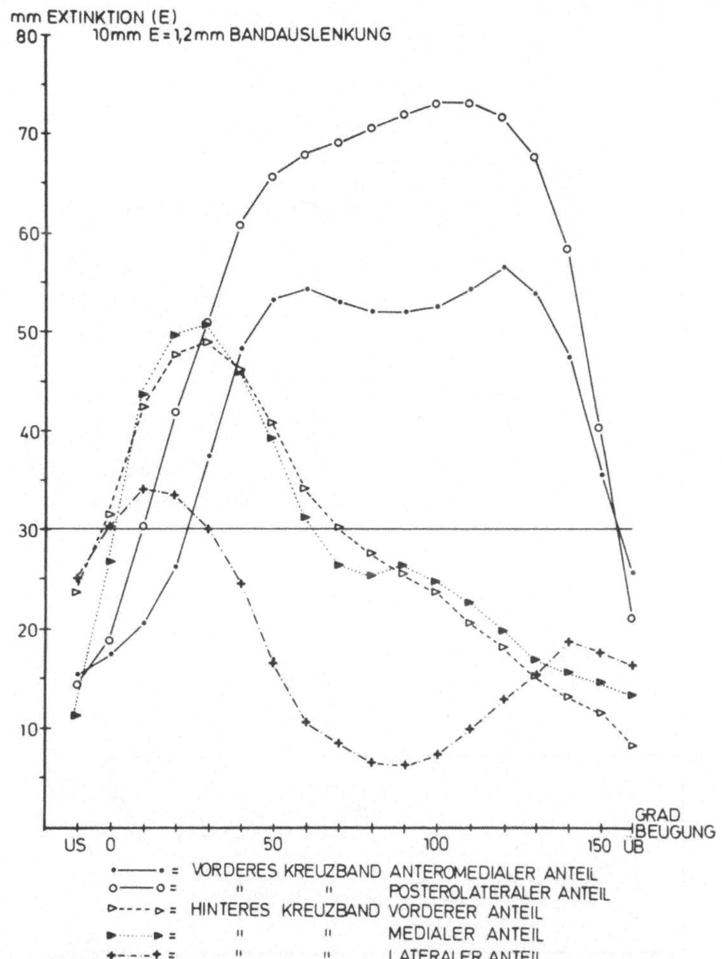

Abb. 57. (2.2.9.3) Verlauf der relativen Spannung in Außenrotation an den zentralen Ableitungen 1–5 (n = 10). Bis zu 10º Beugung ist in Außenrotation lediglich das vordere Kreuzband gespannt. Bei 30º sind die zentralen Bänder insgesamt gelockert, bei weiterer Beugung wird die passive Stabilität durch das hintere Kreuzband, vor allem durch den lateralen Anteil, gewährleistet

◄**Abb. 55.** (2.2.9.2) Verlauf der relativen Spannung in Innenrotation an den zentralen Ableitungen 1–5 (n = 10). In Überstreckung und Überbeugung tragen alle Bänder mehr oder weniger zur Stabilisierung bei. In 20º Beugung ist lediglich das vordere Kreuzband angespannt. Bei weiterer Beugung sind alle Bänder (bis auf den posterolateralen Anteil des vorderen Kreuzbandes) wieder gespannt

◄**Abb. 56.** (2.2.9.2) Verlauf der relativen Spannung in Innenrotation an den peripheren Ableitungen 5–8. In Überstreckung sind die peripheren Bänder gespannt. Bei weiterer Beugung lockert sich das Außenband, erreicht jedoch bei 80º wieder die Spannung des Innenbandes. In starker Beugung sind Innen- und Außenband gelockert

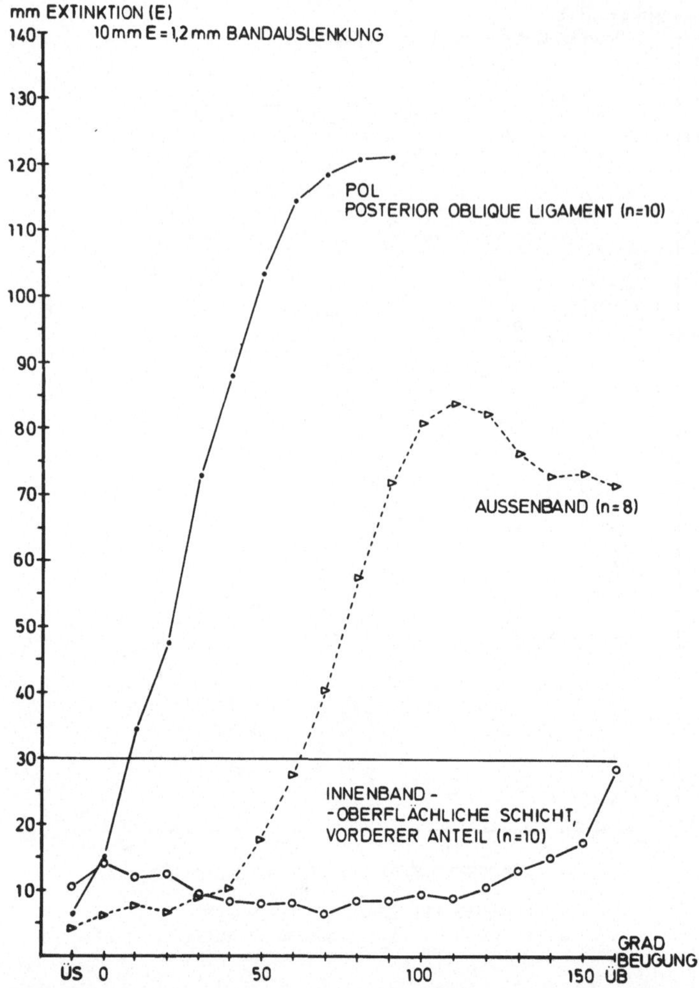

Abb. 58. (2.2.9.3) Verlauf der relativen Spannung in Außenrotation an den peripheren Ableitungen 5–8. In Streckung sind die peripheren Bänder gespannt. Das Posterior Oblique Ligament verliert seine Spannung bei 10°, das Außenband bei 60° Beugung. Dagegen ist das Innenband über dem gesamten Bewegungsablauf gespannt

2.2.9.4 Vordere Schublade (Abb. 59). Bei vorderer Schubladenbelastung ist der antero-mediale Anteil des vorderen Kreuzbandes gespannt. Eine stärkere Spannung wäre erst nach Verletzung des medialen Bandapparates möglich. In der mittleren Phase der Beugung trägt auch der laterale Anteil des hinteren Kreuzbandes zur Stabilisierung des Kniegelenkes bei.

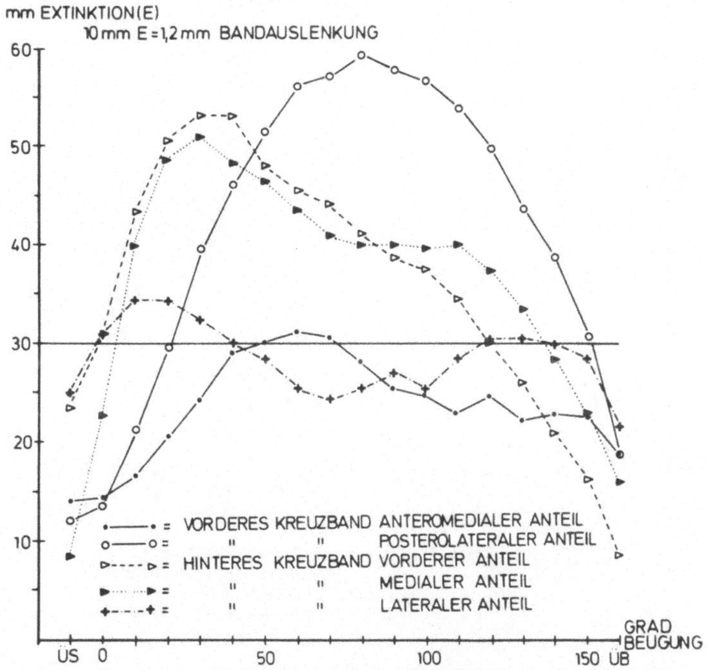

Abb. 59. (2.2.9.4) Verlauf der relativen Spannung bei vorderer Schubladenbelastung an den zentralen Ableitungen 1–5 (n = 10). Bei vorderer Schubladenbelastung sind die zentralen Bänder in Überstreckung und Überbeugung mehr oder weniger gespannt. Der antero-mediale Anteil des vorderen Kreuzbandes behält seine Spannung bis auf ein flaches Lok-kerungsmaximum bei 60°. In diesem Bereich ist jedoch der laterale Anteil des hinteren Kreuzbandes angespannt

2.2.9.5 Hintere Schublade (Abb. 60). Die hintere Schublade wird im wesentlichen durch den lateralen und medialen Anteil des hinteren Kreuzbandes gesichert. Ab 110° Beugung stabilisiert auch der vordere Anteil des hinteren Kreuzbandes gegen hintere Schubladenverschiebung.

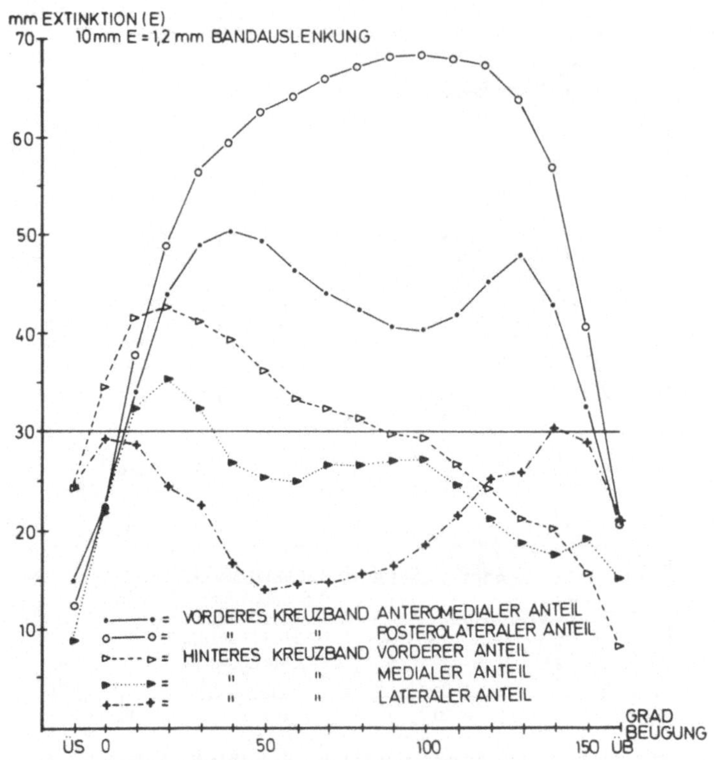

Abb. 60. (2.2.9.4) Verlauf der relativen Spannung bei hinterer Schubladenbelastung an den zentralen Ableitungen 1–5 (*n* = 10). Bei hinterer Schubladenbelastung lockert sich lediglich der vordere Anteil des hinteren Kreuzbandes zwischen 0° und 80° Beugung, während die beiden anderen Bandanteile nahezu über dem gesamten Bewegungsumfang gespannt sind. Das vordere Kreuzband dagegen ist vollständig gelockert

2.3 Signifikanzberechnungen (Tabelle 24)

Die bereits oben erwähnten Signifikanzberechnungen zwischen dem anteromedialen und dem posterolateralen Anteil des vorderen Kreuzbandes sowie zwischen dem vorderen und dem lateralen Anteil des hinteren Kreuzbandes und auch dem medialen und lateralen Anteil des hinteren Kreuzbandes sind auf Tabelle 24 dargestellt. Für das vordere Kreuzband ergab sich nahezu in allen Bewegungsbereichen außerhalb Überbeugung und Überstreckung eine signifikante Differenz des Kurvenverlaufes. Zwischen dem vorderen und dem lateralen Anteil des hinteren Kreuzbandes war der Unterschied im Bereich 20°— 50° Beugung in allen Rotations- und Schubladenpositionen signifikant unterschiedlich. In dem Bereich von 70°—100° war lediglich bei Innenrotation kein signifikanter Unterschied vorhanden, während der Verlauf zwischen 120° und 140° ähnlich war. In Überbeugung dagegen ist der vordere Anteil des hinteren Kreuzbandes in allen Rotations- und Schubladenbelastungen deutlich stärker gespannt als der laterale Anteil des hinteren Kreuzbandes. Weiterhin wurde der mediale und der laterale Anteil des hinteren Kreuzbandes in Überstreckungsposition verglichen. Die Unterschiede waren bei allen Dreh- und Schubladenbelastungen hoch signifikant. Der mediale Anteil weist in Überstreckung die wesentlich höhere Spannungsentwicklung auf.

Tabelle 24. Weitere Signifikanzberechnungen nach der Chiquadrat-Funktion. Legende entspricht den Tabellen 16—23

a Anteromedialer-posterolateraler Anteil des vorderen Kreuzbandes

	0	IR	AR	voSl0	hiSl0
20°— 50°	(-)	(+)	(+)	(+++)	(-)
70°—100°	(+++)	(+++)	(++)	(+++)	(+++)
120°—140°	(++)	(++)	(+)	(+++)	(-)

b Vorderer-lateraler Anteil des hinteren Kreuzbandes

	0	IR	AR	voSl0	hiSl0
20°— 50°	(+++)	(+)	(+++)	(+++)	(+++)
70°—100°	(+++)	(-)	(+++)	(++)	(+++)
120°—140°	(-)	(+)	(-)	(-)	(-)
ÜB	(++)	(++)	(+)	(+++)	(+++)

c Medialer-lateraler Anteil des hinteren Kreuzbandes

	0	IR	AR	voSl0	hiSl0
ÜS	(+++)	(+++)	(+++)	(+++)	(+++)

2.4 Statistische Meßganauigkeit (Tabelle 25)

Da die relative Bandspannung nur in Einzelmessungen durchgeführt wurde, war eine stichprobenartige Kontrolle der Meßgenauigkeit notwendig. Die Standardabweichungen von jeweils 10 Einzelmessungen (Meßreihe in der in Tabelle 1 angegebenen Reihenfolge) sind in Tabelle 25 wiedergegeben. Die durchschnittliche Standardabweichung der Differenzen für den anteromedialen Anteil des vorderen Kreuzbandes betrug 1,26 mm, für das Innenband 1,40 mm. Der zu erwartende Meßfehler der Einzelmessungen ist daher relativ gering.

Tabelle 25. Statistische Sicherheit bei Einzelmessungen, dargestellt am anteromedialen Anteil des vorderen Kreuzbandes des Kniegelenkes Nr. 35 (a) und am vorderen Anteil der oberflächlichen Schicht des Innenbandes des Kniegelenkes Nr. 36 (b)

a Vorderes Kreuzband – anteromedialer Anteil

Nr. 35	0		IR		AR		voSl0		hiSl0	
	$\overline{x}$ ±	S	$\overline{x}$ ±	S	$\overline{x}$ ±	S	$\overline{x}$ ±	S	$\overline{x}$ ±	S
30°	18,6	1,26	7,5	0,85	20,3	1,70	10,9	1,10	26,0	2,0
40°	22,7	1,64	8,2	1,40	38,8	2,10	15,3	1,42	36,8	1,32
50°	28,1	0,99	9,8	0,63	49,7	0,82	16,8	0,79	38,3	1,06
60°	28,5	2,22	10,5	1,08	53,2	0,92	15,8	1,03	38,1	1,73
70°	29,2	1,14	12,1	0,74	54,6	1,17	16,3	0,95	37,5	1,43
	n = 10		n = 10		n = 10		n = 10		n = 10	

b Innenband

Nr. 36	0		IR		AR					
	$\overline{x}$ ±	S	$\overline{x}$ ±	S	$\overline{x}$ ±	S				
30°	52,7	3,16	21,4	1,43	9,8	1,55				
40°	58,0	1,89	20,0	0,94	9,0	1,55				
50°	55,1	1,79	17,3	0,95	8,7	1,89				
60°	51,7	1,34	14,6	0,70	8,4	1,26				
70°	47,2	1,32	13,4	0,70	7,5	0,97				
	n = 10		n = 10		n = 10					

$\overline{x}$ Mittelwert aus 10 Einzelmessungen (Differenzen), *S* Standardabweichung, *0* Null-Rotation, *IR* Innenrotation, *AR* Außenrotation, *voSl0* vordere Schubladenbelastung bei Null-Rotation, *hiSl0* hintere Schubladenbelastung bei Null-Rotation.

Diskussion

Die Ergebnisse dieser Untersuchung sollen keinesfalls unkritisch in den klinischen Bereich übertragen werden. Daten von Versuchen mit chirurgisch erzeugten Bandverletzungen können nicht genau mit den klinischen Befunden übereinstimmen. Wesentliche Faktoren, die dem Experiment fehlen, sind Muskeltonus, Muskelkontraktion, axiale Belastung, Banddehnungen und Bandauffaserungen. Sie können Pathogenese und Erscheinungsbild entscheidend ändern. Muskelkraft und axiale Belastung schützen die Kniegelenksbänder vor seitlicher Gewalt [40, 109, 113]. Doch sind diese Einflüsse zumindest bei der schmerzfreien Untersuchung eines liegenden narkotisierten oder gut anästhesierten Patienten ausgeschaltet. Insofern sind derartige Experimente in diagnostischer Hinsicht doch von wesentlicher Aussagekraft. Die dargestellten physiologischen Spannungsverläufe lassen die Pathomechanik der Bandverletzungen besser deuten und bestimmen die Nachbehandlung mit.

Eine seitliche Kniebandinstabilität zeigt Seitenbandverletzungen und bei stärkerer Ausprägung Kreuzbandverletzungen an. Umstritten ist die Frage, in welcher Position des Kniegelenkes die Verletzung des Seitenbandes am ehesten nachzuweisen ist. In Streckstellung sind unzweifelhaft die Seitenbandfasern medial wie lateral am stärksten angespannt [1, 6, 23, 82, 84]. Dies zeigen auch die Spannungsverläufe in Abb. 49–51.

Dennoch wird nur teilweise eine Untersuchung der Seitenbandverletzung in Streckstellung (Bandanschlag) empfohlen [11, 14]. Die meisten Autoren [15, 23, 34, 56, 82, 103] raten zu einer Untersuchung in leichter Beugestellung des Kniegelenkes, zum Teil, weil sie der Auffassung sind, daß zumindest ein Teil der Innenbandfasern auch in Beugung gespannt bleibt [1, 39, 82]. Aus den Abb. 49–51 wird klar, daß die Fasern des Collateralbandes sich in leichter Beugestellung bei neutraler Rotation lockern. Als Grund für die Empfehlung, das Innenband in leichter Beugung zu untersuchen, wird meistens auch die Tatsache angegeben, daß in Streckung beim Bandanschlag außer dem Innenband auch alle anderen Hauptbänder sich gegen die hintere Kapsel verspannen. Muß aber nicht erwartet werden, daß im Sinne des Hebelgesetzes periphere Bandverletzungen auch in Streckstellung am ehesten zur Darstellung kommen? Zudem besteht die Differenz der Aufklappbarkeit zwischen Streckung und leichter Beugung auch beim intakten Knie. Hallen u. Lindahl [34] haben in einer experimentellen Serie nachgewiesen, daß in Streckstellung erst nach vollständiger Durchtrennung des Innenbandes, der Kreuzbänder und der dorsalen Kapsel Instabilität eintrat. Die eigenen Versuche (Abb. 29–31) zeigen, daß tatsächlich in Beugung von 20º die stärkere seitliche Aufklappung zu finden ist. Dies gilt für alle Stadien der Verletzung, auch für das intakte Kniegelenk. Doch auch in Streckstellung kommt es zu einer kontinuierlichen Valgusinstabilität entsprechend der Verletzung. Entscheidend ist, daß beide Kurven nicht parallel, sondern im Winkel zueinander verlaufen: Durch die Untersuchung in leichter Beugestellung wird ein Vergrößerungseffekt erzielt. Prinzipiell nachweisbar bleibt die Verletzung eines Seitenbandapparates jedoch auch in Streckstellung.

Wahrscheinlich ist für diesen Vergrößerungseffekt die Außenrotation verantwortlich, in die die Tibia bei jeder Valgusbelastung unwillkürlich hineingerät [71, 103]. In Außenrotation sind die intakten Innenbandfasern über den gesamten Bewegungsablauf gespannt

78

(Abb. 49 und 58), während die Fasern der Kreuzbänder locker sind (Abb. 57). Dementsprechend ist dann bei verletztem Innenband auch eine stärkere Aufklappbarkeit nachweisbar.

Die tiefe Schicht des Innenbandes, die nach Smith [98] in leichter Beugestellung die Valgusstabilisierung übernimmt, hat nach Abb. 30 jedoch gegenüber der oberflächlichen Schicht des Innenbandes nur minderen Wert.

Interessant ist die Frage, welches Kreuzband nach Verletzung des Innenbandes besser gegen weitere seitliche Belastung stabilisiert. Hönigschmied [38] fand bei gerader Valgusbelastung immer eine Verletzung des hinteren Kreuzbandes. Hallen u. Lindahl [34] fanden ebenfalls eine verstärkte Aufklappbarkeit, wenn sie in der Folge einer Innenbandverletzung das hintere Kreuzband durchtrennten, verglichen mit Versuchen, bei denen sie statt des hinteren das vordere Kreuzband durchschnitten. Dem hinteren Kreuzband ist wohl eine stärkere Valgusstabilisierung zuzusprechen. Die Varusstabilisierung ist dagegen besser durch das vordere Kreuzband gewährleistet (Abb. 31).

Das vordere Kreuzband ist vielen Chirurgen und Orthopäden ein Rätsel [55]. Weniger gilt dies für die Anatomen [23], denen Struktur und Funktion einheitlich imponieren. Aus den Spannungsverläufen (Abb. 41–45) lassen sich folgende Aussagen ableiten:

1. Es existieren zwei funktionell unterschiedliche Bandpartien, der anteromediale und der posterolaterale Anteil des vorderen Kreuzbandes. Beide Teile sind von Überstreckung bis 10° Beugung und in maximaler Beugung gespannt. In Überstreckung ist die Spannung größer als in Überbeugung.
2. Der anteromediale Anteil wird durch Innenrotation und vordere Schubladenbelastung über den gesamten Bewegungsablauf des Kniegelenkes gespannt.
3. In Außenrotation und Neutralstellung ist der anteromediale Anteil zwischen 20° und 150° locker mit relativer Zunahme der Spannung bei 90° (Die Spannung in Neutralstellung bei 90° dürfte in Wahrheit etwas höher sein, da aus technischen Gründen eine leichte Außenrotation als Neutralstellung gewählt werden mußte, siehe Material und Methoden).
4. Der posterolaterale Anteil des vorderen Kreuzbandes ist von 10°–150° Beugung stärker gelockert als der anteromediale Anteil und zeigt keine Spannungszunahme bei mittlerer Beugung.

Diese Feststellungen korrelieren gut mit den Angaben vieler Autoren [1, 10, 16, 17, 26, 56, 59, 60, 82, 103], widersprechen aber den Beobachtungen von Brantigan u. Voshell [6] (Spannung während der gesamten Beugung), Girgis u. Mitarb. [31] (Lockerung des vorderen Kreuzbandes bei Innen- und Außenrotation in 120° Beugestellung), Fick [23] und v. Lanz u. Wachsmuth [62] (anteromedialer Anteil des vorderen Kreuzbandes in Streckung gespannt, in Beugung locker; posterolateraler Anteil in Streckung locker, in Beugung gespannt) sowie Slocum u. Mitarb. [96] (vorderes Kreuzband in Beugung und Außenrotation gespannt) und Hughston u. Mitarb. [43, 44] (vorderes Kreuzband in 90° Beugung vollständig gelockert).

Die isolierte Ruptur des vorderen Kreuzbandes existiert [21, 22, 30, 56], obwohl Slocum u. Mitarb. [96] glauben, daß mikroskopische Begleitverletzungen z.B. des Innenbandes gleichzeitig vorhanden sein müssen. Wenn man die relativ hohen Elastizitätsgrenzen im Tierversuch [73, 74] und auch die relativ hohen Elastizitätsgrenzen bei frischen menschlichen Kniegelenksbandpräparaten [57], die bei 20% Längenzunahme liegen, betrachtet, erfahren diese Überlegungen besonders bei Berücksichtigung des mit ca. 8 cm relativ langen Innenbandes eine Einschränkung.

Eine andere Lösung dieses Problems bietet sich an: Bei Betrachtung der Spannungsverläufe auf Abb. 55 und 59 für den anteromedialen Anteil und den posterolateralen Anteil des vorderen Kreuzbandes findet sich eine isolierte „Spannungsecke" zwischen 10° und 20° Beugung bei Innenrotation und vorderer Schubladenbelastung. In dieser Position sind alle anderen Bänder wesentlich lockerer. Eine solche Ausnahme für das vordere Kreuzband findet sich in Außenrotation oder in Neutralstellung nicht. Die vordere Schubladenbelastung läßt sich für das Unfallgeschehen durch reflektorische Anspannung der Quadrizepsmuskulatur erklären. Aus diesen Angaben läßt sich die Entstehung des isolierten vorderen Kreuzbandes bei nahezu vollständig gestrecktem Kniegelenk und Innenrotation des Unterschenkels zwanglos ableiten. Eine vollständige Streckstellung, wie sie von anderen Autoren [56, 66] gefordert wird, ist nicht notwendig. Die Bestätigung des angegebenen Unfallmechanismus geben Filmaufnahmen eines chirurgisch nachgewiesenen isolierten vorderen Kreuzbandrisses [110]. Als weitere Ursachen für einen isolierten vorderen Kreuzbandriß werden die gewaltsame Ventralverschiebung des Unterschenkels [56], aber auch Überbeugung mit Rotationsbelastung [81] angegeben. Zumindest die gewaltsame Ventralverschiebung des Unterschenkels ist im normalen Leben durchaus unüblich, im American Football als „Clipping" jedoch ein häufiger Vorgang [85].

Die Diagnose isolierter Kreuzbandverletzungen ist wegen des geringen Stabilitätsverlustes schwierig. Gelegentlich findet sich ein tibialer Knochenausriß [22]. Oft wird die Diagnose erst intraoperativ [21] oder arthroskopisch gestellt [30, 75, 76]. Die Folge einer experimentellen isolierten Durchtrennung des vorderen Kreuzbandes besteht bei 90° Beugestellung in einem um 5 mm [1], 3—6 mm vermehrten [6], 2,9 mm vermehrten [26] vorderen Schubladenphänomen. Tabelle 6 zeigt in einem orientierenden Versuch eine Zunahme der vorderen Schubladenbeweglichkeit im Bereich der Eminentia intercondylica um 3,6 mm. Dieser geringe Instabilitätszuwachs nach Durchtrennung des vorderen Kreuzbandes am Leichenknie belegt, daß diese Verletzung am Lebenden bei der Stabilitätsprüfung übersehen werden kann. Daß andererseits bei allen Untersuchungen ein Seitenvergleich unablässig ist, unterstreichen die Angaben über die Schubladenbeweglichkeit des intakten, rechtwinklig gebeugten Kniegelenkes [47, 102] (Tabelle 5).

Was verbirgt sich nun aber hinter dem vorderen Schubladensymptom? Reynolds [87] hält es für positiv, wenn die Collateralbänder verletzt sind. Andere Autoren [66, 88, 94] fordern für ein vorderes Schubladenphänomen, daß die hintere Kapsel mitverletzt sein muß. Dies erscheint zweifelhaft, da die hintere Kapsel nur in Überstreckung gespannt, aber in 10°, 45° oder 90° Beugestellung, in der bisweilen das vordere Schubladensymptom geprüft wird, gelockert ist (Abb. 50).

Palmer [82] hat auf den untrennbaren Zusammenhang zwischen ausgeprägter vorderer Schubladensymptomatik und einer Kombinationsverletzung von vorderem Kreuzband und Innenband hingewiesen. Dabei übt (nach Palmer) die tiefe Schicht des Innenbandes wegen ihres relativ kurzen Verlaufes nach Durchtrennung des vorderen Kreuzbandes und Dehnung des gesamten Innenbandes mehr Widerstand gegen eine vordere Schubladenverschiebung aus als die oberflächliche Schicht des Innenbandes. Das beweist nun nicht, daß die tiefe Schicht besser die ventrale Verschiebung verhindert als die oberflächliche Schicht. Die tiefe Schicht läßt sich im Verletzungsfalle nur weniger dehnen. Wird nämlich die tiefe Schicht des Innenbandes vor der oberflächlichen Schicht durchtrennt, so resultiert keine ventrale Verschieblichkeit. Erst nach weiterer Durchtrennung der oberflächlichen Bandpartie wird der mediale Tibiacondylus nach ventral disloziert. Dieser Effekt wird nur in Außenrotation sichtbar, da in fixierter Neutralstellung das vordere Kreuzband die Verschiebung hemmt. Sie wird erst möglich nach seiner Durchtrennung (Abb. 32). Ein ähnlicher Verlauf ergibt sich für die laterale Bandverletzung in Kombination mit einer vorderen Kreuzbandverletzung (Tabelle 10).

Die Vorstellungen von Reynolds [87] sind damit widerlegt. Die Collateralbänder sichern nur gegen vordere Schubladenverschieblichkeit, wenn das vordere Kreuzband isoliert verletzt ist. Eine markante vordere Schublade tritt nur in Kombination von vorderer Kreuzbandverletzung und Collateralbandverletzung auf. Bestimmend ist die Kreuzbandverletzung.

In den letzten 10 Jahren ist der Begriff der Rotationsinstabilität aus dem amerikanischen Schrifttum in das deutsche übergewechselt. Das intakte Kniegelenk weist eine erhebliche passive Rotationsbeweglichkeit auf. H. v. Meyer [70] gab sie im Jahre 1873 mit 42° Außenrotation und 5°–10° Innenrotation bei 90° Kniebeugung an. Fick [23] fand in 90° Beugung eine willkürliche Rotationsfähigkeit von 45°. Hallen u. Lindahl [35] stellten 26° Rotationsbeweglichkeit, Ruetsch u. Morscher [89] 36°, Quellet u. Mitarb. [86] 40°–43° Gesamtdrehbeweglichkeit fest. Die eigenen Werte liegen bei 15° Innenrotation und 25° Außenrotation. Allein die Werte von Furman u. Mitarb. [26] mit 6,2° Innenrotation und 11,5° Außenrotation beim rechtwinklig gebeugten Kniegelenk fallen aus dem dargestellten Rahmen. Der laterale Tibiakopf rotiert bei der axialen Drehbewegung etwa doppelt so stark wie der mediale [23, 47].

Schon seit langem [23, 38] ist bekannt, daß die Collateralbänder besonders die Außenrotation hemmen. Brantigan u. Voshell [6] fanden nach Durchtrennung des Innenbandes die Außenrotation auf das Doppelte, Abbott u. Mitarb. [1] maßen sie um 15° erhöht. Slocum u. Larson [94] stellten 1968 den Test für die anteromediale Rotationsinstabilität vor. Er wird bei rechtwinklig gebeugtem Knie in leichter Außenrotationsposition des Unterschenkels wie eine vordere Schubladenbelastung ausgeführt. Dieser Test hat sich als sehr wertvoll für die Diagnose der sehr häufigen Außenrotations-Abduktionsverletzung [69, 71] erwiesen. Die mäßige Schubladenverschieblichkeit in Außenrotation beweist eine Verletzung des Innenbandes.

Das von Palmer [82] angegebene rechnerische Beispiel zeigt, daß bei einer Dehnung des Innenbandes von 3 mm eine ventrale Verschiebung des medialen Femurcondylus von 22 mm möglich ist. Abbildung 32 und 49 geben den experimentellen Hintergrund dieser Überlegungen wieder. Das Innenband spannt sich in Außenrotation über die gesamte Beugung stark an. In Rechtwinkelstellung kommt es erst nach Durchtrennung der oberflächlichen Schicht des Innenbandes zu einer Ventralverschiebung des medialen Tibiacondylus. Das Ergebnis dieses Versuches entspricht dem von Warren u. Mitarb. [111]. Eine stärkere vordere Schubladenverschiebung kommt erst nach Verletzung des vorderen Kreuzbandes zustande. Man kann den Effekt des Slocum-Testes auch durch alleinige Außenrotation ohne vordere Schubladenbelastung auslösen [92].

Kontrovers ist die Frage, welche Stabilisierungsfunktion die tiefe Schicht des Innenbandes ausübt. Verschiedene Autoren [43, 56, 94] sahen in der tiefen Schicht des Innenbandes das primäre gegen Außenrotation stabilisierende anatomische Substrat. Hughston u. Eilers [42], Slocum u. Mitarb. [95] sowie auch Nicholas [72] schrieben auch dem Posterior Oblique Ligament ähnliche Fähigkeiten zu. Dies kann durch Abb. 32 und Abb. 50 widerlegt werden, wobei die passive Gelenkstabilisierung durch den Meniskus, der eng mit diesen Bändern verbunden ist, hier unberücksichtigt bleibt.

Die tiefe Schicht des Innenbandes und die das Posterior Oblique Ligament enthaltende dorsomediale Kapsel haben geringen Einfluß auf die Sicherung der Außenrotation. Das

Posterior Oblique Ligament ist nur in strenger Streckstellung gespannt. Außenrotation verändert seinen Spannungsverlauf nur unwesentlich. Es mag sein, daß die von den genannten Autoren beschriebenen primären Kapselbandrisse wegen der unterschiedlichen Bandlänge und Bandfestigkeit schon beobachtet werden, wenn das Innenband sich noch in Dehnung befindet oder submakroskopisch verletzt ist [57]. Abbildung 33 und Abb. 36 veranschaulichen, daß Stabilitätsverluste der tiefen Schicht des Innenbandes immer von der oberflächlichen Schicht des Innenbandes abhängen.

Der theoretisch, experimentell und klinisch gut belegte Begriff der Außenrotationsinstabilität oder anteromedialen Rotationsinstabilität ist durch weitere Benennungen ergänzt worden (anterolaterale, posterolaterale, posteromediale Rotationsinstabilitäten bzw. Komplexinstabilitäten) [29, 43, 44, 64, 72, 96]. Hughston u. Mitarb. [43, 44] unterscheiden die anteromediale, die anterolaterale und die posterolaterale Rotationsinstabilität. Es ist notwendig, sich mit der von Hughston und Mitarbeitern angegebenen Klassifizierung und Beurteilung von Kniebandverletzungen detailliert auseinanderzusetzen. Bei der anteromedialen Rotationsinstabilität liegt nach Hughston ein Riß der medialen Kapselbandstrukturen, vor allem des meniscotibialen Bandes und des Posterior Oblique Ligament vor. Sie wird durch einen Riß des vorderen Kreuzbandes akzentuiert. Der Valgus-Test ist in 30° Beugung und die vordere Schublade in Außenrotation und 90° Beugung positiv. Dagegen gelten die oben gemachten Einwände. Hughston schreibt jedoch dem vorderen Kreuzband weder bei vorderer Schubladenbelastung, noch bei Innenrotation in 90° Beugung, noch bei Valgusstellung in 30° Beugung und Innenrotation irgendeine Stabilisierungsfunktion zu [41]. Diese Einschätzungen sind durch die Spannungsverläufe in Abb. 44 und 55 widerlegt. Das vordere Kreuzband spannt sich in Innenrotation und vorderer Schubladenbelastung eindeutig an.

Interessant ist die Frage, ob die meniscofemorale oder die meniscotibiale mediale Bandverletzung zu stärkerer Instabilität führt. Hughston u. Mitarb. [43, 44] betonen, daß bei Instabilität häufiger die meniscotibiale Portion verletzt sei. In Abb. 33 und 35 fällt auf, daß unterschiedliche Stabilitätsverluste eintreten, je nachdem ob man die meniscofemorale oder die meniscotibiale Portion der tiefen Schicht des Innenbandes zertrennt. In Abb. 33 ist eine markante Außenrotationsinstabilität nachweisbar, wenn nach dem meniscofemoralen Band die oberflächliche Schicht des Innenbandes durchtrennt wird. Die Verletzung der dorsomedialen Kapsel bedingt dann keine weitere Zunahme der Rotation.

In Abb. 36 nimmt nach Durchtrennung der oberflächlichen Schicht und der meniscotibialen tiefen Schicht des Innenbandes die Außenrotation nicht so stark zu wie in Abb. 33. Wird jedoch der Innenmeniscus durchtrennt, vermehrt sich die Außenrotation wieder deutlich.

Die Ursache für dies unterschiedliche Verhalten liegt darin begründet, daß sich nach Durchtrennung des meniscotibialen Anteiles der mediale Femurcondylus bei Außenrotation des Unterschenkels in der medialen Kapseltasche fängt und der an der dorsalen Kapsel und an der ventralen Tibia angeheftete Innenmeniscus wie ein Band angespannt wird. Dies entfällt bei der Verletzung der meniscofemoralen Portion des Innenbandes. Je tiefer die Verletzung des Innenbandes sitzt, desto eher ist bei einem Außenrotationsmechanismus ein Riß des Innenmeniscus zu erwarten.

Bei der anterolateralen Rotationsinstabilität liegt nach Hughston ein Riß des mittleren Drittels des lateralen Kapselbandes vor. Sie wird ebenfalls durch einen Riß des vorderen Kreuzbandes akzentuiert. Bei ihr ist der „Jerk-Test" sowie die vordere Schublade in Neutralstellung positiv, wohingegen die vordere Schublade in Innenrotation durch die Anspannung des hinteren Kreuzbandes verhindert wird. Bei dem „Jerk-Test" handelt es sich um ein modifiziertes Schubladenphänomen bei Valgusbelastung und Innenrotation. Bei allmählicher Streckung aus 90° Beugung subluxiert der laterale Tibiacondylus nach ventral und schnappt bei ca. 20° Beugung wieder zurück (jerk).

Tatsache ist, daß die Verletzung der lateralen meniscotibialen Kapsel (Abb. 34 und 35) eine geringe Zunahme der Innenrotation und damit eine leichte vordere Subluxation des lateralen Tibiacondylus mit sich bringt, daß aber stärkere Innenrotation und eine vordere Subluxation des lateralen Tibiacondylus mit vorderer Schubladeninstabilität erst nach Durchtrennung des vorderen Kreuzbandes auftritt (Tabelle 10). Dies ist für Slocum u. Mitarb. [96] sowie Galway u. Mitarb. [29] selbstverständlich: Bei positivem „Pivot Shift Phänomen" (der in Streckung durch Innenrotation nach ventral subluxierte laterale Tibiacondylus schnappt bei zunehmender Beugung zurück, es handelt sich um einen umgekehrten „Jerk"-Test) liegt immer ein verletztes vorderes Kreuzband vor und wird entsprechend behandelt.

Die posterolaterale Rotationsinstabilität ist nach Hughston durch einen Riß des Arcuatum-Komplexes (Außenband, Ligamentum arcuatum, Popliteussehne) bedingt. Bei ihm ist im Gegensatz zur anterolateralen Rotationsinstabilität der Varus-Test in 30° Beugung positiv. In Abb. 35 nimmt die Außenrotation jedoch erst nach Verletzung des hinteren Kreuzbandes deutlich zu, während die Durchtrennung des Arcuatum-Komplexes keinen Einfluß auf die Außenrotation hat.

Eine posteromediale Rotationsinstabilität existiert für Hughston nicht, da

1. bei intaktem hinterem Kreuzband eine Innenrotation nicht möglich ist und
2. bei verletztem hinterem Kreuzband der zentrale Stabilisator verloren gegangen ist und keine echte Rotationsachse mehr vorliegt.

Die erste Annahme wird gestützt durch die Spannungsverläufe der einzelnen Fasersysteme der hinteren Kreuzbänder (Abb. 55). Alle sind zwischen 70° und 120° Beugung gespannt. Die Innenrotation und hintere Subluxation des medialen Tibiacondylus nimmt bei schrittweiser Durchtrennung des medialen Bandapparates nur geringfügig zu (Abb. 36). Zur zweiten Annahme ist zu bemerken, daß auch nach Verlust des zentralen Stabilisators Rotationsinstabilitäten demonstriert werden können, da dann das vordere Kreuzband und die übrigen peripheren Strukturen die Rotation führen. Nach isolierter Durchtrennung des hinteren Kreuzbandes ändert sich die Rotationsachse nicht.

Nicholas [72] unterteilt in einfache Instabilitäten (Valgusinstabilität, Varusinstabilität, vordere Schubladeninstabilität, hintere Schubladeninstabilität) und komplexe Instabilitäten (anteromediale, anterolaterale, posterolaterale, posteromediale Komplexinstabilität). Für die einfachen seitlichen Instabilitäten seien Risse der Collateralbänder, für vordere oder hintere Instabilitäten jeweils der Riß eines oder beider Kreuzbänder anzunehmen. Die Komplexinstabilitäten zeigen immer die Kombination der Verletzung eines zentralen Bandes (vorderes oder hinteres Kreuzband) und eines Collateralbandes an. Nicholas zeichnet die axialen Drehpunkte bei der anteromedialen Komplexinstabilität im anterolateralen Tibiaplateau, bei der anterolateralen Komplexinstabilität im anteromedialen Tibiaplateau, bei der posterolateralen Komplexinstabilität im posteromedialen Tibiaplateau und bei der posteromedialen Komplexinstabilität im posterolateralen Tibiaplateau. Dies hält einer experimentellen Nachprüfung nicht stand. Nach schrittweiser Bandverletzung liegt die am intakten Knie in der Nähe des medialen Intercondylenhöckers [23, 36, 40, 49, 51, 52, 93, 100] befindliche Drehachse an anderer Stelle: bei anteromedialer Komplexverletzung mehr posterolateral, bei anterolateraler Komplexverletzung mehr posteromedial. Entsprechendes gilt für die posterioren Komplexinstabilitäten (Abb. 37—39).

Das hintere Kreuzband wird auch von Nicholas [72] als wesentlich für die Kniestabilität angesehen. Erstaunlich ist, daß er für die einfache dorsale Instabilität auch ein verletztes vorderes und für die einfache ventrale Instabilität ein verletztes hinteres Kreuzband verantwortlich macht.

Für Hughston [41] ist dagegen bei ebenen seitlichen Instabilitäten, die in Streckstellung nachweisbar werden, immer das hintere Kreuzband mitdurchtrennt. Bei erhaltenem hinterem Kreuzband konnte er im Experiment auch nach Durchtrennung des Innenbandes, der dorsomedialen Kapsel und des vorderen Kreuzbandes in Streckstellung keinerlei Valgusaufklappung erzeugen. Reine Collateralbandverletzungen nimmt er an, wenn bei 30° Beugung seitliche und in Streckung keine seitliche Aufklappbarkeit nachweisbar ist.

Der hinteren Kapsel maß er in Überstreckung keinerlei Stabilisierungsfunktion zu. Eine einfache vordere Instabilität, die er ebenso wie wir in 90° Kniebeugung untersucht, liegt bei Innenrotation nur bei einem Riß des hinteren Kreuzbandes vor: Vordere Instabilitäten bei intaktem hinteren Kreuzband nennt er scheinbar und durch anterolaterale wie anteromediale Rotationsinstabilitäten bedingt.

Eine hintere Schubladeninstabilität nach einer akuten Verletzung ist nach den Angaben von Hughston nur möglich, wenn neben dem hinteren Kreuzband gleichzeitig das Innenband mit dem Posterior Oblique Ligament und dem Arcuatum-Komplex zerrissen ist. Dementsprechend fand er experimentell bei Durchtrennung des hinteren Kreuzbandes keine hintere Schubladenverschieblichkeit. Bei alten hinteren Kreuzbandverletzungen hingegen sei immer eine hintere Schublade vorhanden, die Seitenbandstabilität sei dabei nicht gemindert.

Diese das hintere Kreuzband betreffenden Vorstellungen widersprechen den klinischen Befunden bei isolierten hinteren Kreuzbandzerreißungen [9, 27, 28, 65, 104]. Auch die experimentelle isolierte hintere Kreuzbandverletzung erzeugt eine deutliche Instabilität [6, 23] (Tabelle 7).

Die Spannungsverläufe (Abb. 46—48) unterstreichen die wesentliche Stabilisierungsfunktion des hinteren Kreuzbandes. Gegenüber der bekannten Unterscheidung in zwei funktionelle Anteile des hinteren Kreuzbandes [6, 23, 59, 62] sind hier drei differente Fasersysteme nachgewiesen. Beim vorderen und beim posteromedialen Anteil des hinteren Kreuzbandes verliefen die Spannungskurven weitgehend ähnlich mit einem Lockerungsmaximum bei 30° und mit kontinuierlicher Spannungszunahme während der weiteren Beugung. Der posteromediale Anteil war jedoch in Streckung wesentlich stärker gespannt. Völlig anders verhielt sich der anterolaterale Anteil, der seine wesentliche Spannung in mittlerer Beugung präsentierte. Rotationsbewegungen (sowohl Innenrotation als auch Außenrotation) führten in mittlerer Beugung zu vermehrter Spannung gegenüber der Neutralposition.

Versuche mit Dehnungsmeßstreifen [17, 60] sowie mit mechanischen Spannungsmeßgeräten [16] demonstrierten lediglich die Gesamtspannung des hinteren Kreuzbandes in Neutralstellung. Entsprechend den hier dargestellten Versuchen war die Gesamtspannung des hinteren Kreuzbandes bei der Beugung vermindert. Genaue Differenzierungen wurden nicht angegeben.

Welche klinischen Konsequenzen müssen gezogen werden? Die Diagnostik von Kniebandverletzungen sollte auf ihre fundamentalen Prinzipien zurückgeführt werden. Die komplizierte Klassifizierung von Hughston ist mißverständlich.

Die Diagnostik der Seitenbandverletzung sollte in Beugung und in Streckung durchgeführt werden. In leichter Beugung sind die hintere Kapsel und die Kreuzbänder mehr als das Seitenband entspannt, ein Vergrößerungseffekt bringt die Collateralbandverletzung besser zur Darstellung. Stärkere seitliche Instabilität besonders in Streckung zeigt die Beteiligung der hinteren Kapsel sowie eines oder beider Kreuzbänder.

Der Test von Slocum und Larson (vordere Schubladenbelastung in Außenrotation) deckt geringe Innenbandverletzungen auf. Ein deutlich positives vorderes Schubladenzeichen beweist neben der Ruptur des vorderen Kreuzbandes die Mitverletzung eines Seitenbandapparates. Bei Mitverletzung des Innenbandes muß die vordere Schublade mehr in Außenrotation, bei Mitverletzung des Außenbandes mehr in Innenrotation geprüft werden, da sonst die intakte Seite eine Schublade verhindert. Ein negatives Schubladenphänomen schließt eine isolierte vordere Kreuzbandverletzung nicht aus. Die Anwendung der Arthroskopie beim Hämarthros hat bereits neue Akzente gesetzt [30, 33].

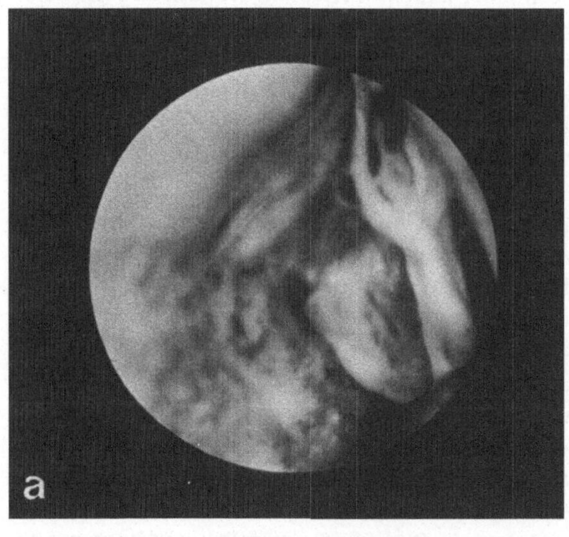

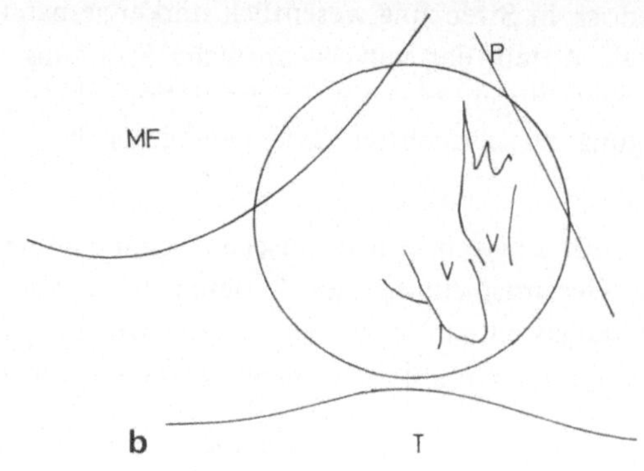

Abb. 61. N.G., 24 Jahre — Arthroskopisches Bild eines linken Kniegelenkes. Hämarthros unklarer Genese. Fraglicher Drehunfall in Streckstellung. Einblutung und völlige Zerreissung des vorderen Kreuzbandes

MF medialer Femurcondylus, *V* zerrissene Fasern des vorderen Kreuzbandes, *P* Plica synovialis infrapatellaris (Ligamentum mucosum), *T* Tibiacondylus

Bei 20 Arthroskopien zur Diagnostik eines unklaren Hämarthros haben wir bei erhaltener Bandstabilität 6mal eine Verletzung des vorderen Kreuzbandes festgestellt. Dreimal lagen Totalrupturen vor (Abb. 61).

Die Tests zur Prüfung der anterolateralen Rotationsinstabilität (Jerk-Test, Pivot Shift Phänomen) fallen nur bei Verletzung des Außenbandapparates und des vorderen Kreuzbandes positiv aus. Sie können die altbekannte vordere Schubladenprüfung ergänzen.

Isolierte anterolaterale und posterolaterale Rotationsinstabilitäten durch Verletzung des lateralen bzw. dorsolateralen Kapselbandapparates sind bei intakten Kreuzbändern nur durch geringfügige Zunahme der Rotation gekennzeichnet und klinisch kaum zu erkennen. Auch in Außenrotation spannt sich ein Teil des hinteren Kreuzbandes an.

Die Komplexinstabilitäten sind immer auch an ausgeprägten geraden Instabilitäten neben den Rotationsinstabilitäten zu erkennen. Die von Nicholas angegebenen Drehpunkte für die Rotationsbeweglichkeit des komplexverletzten Kniegelenkes sind falsch. Bandverletzungen unter Beteiligung des hinteren Kreuzbandes zeigen eine deutliche hintere Schublade. Sie ist bei liegendem Patienten (45° Hüftbeugung, 90° Kniebeugung) spontan am Zurücksinken der Tuberositas tibiae zu erkennen.

Seitliche und anteroposteriore Instabilitäten müssen am schmerzfreien Patienten auch röntgenologisch mit einfachen Mitteln nachweisbar sein. Auf symmetrische Rotationsstellung der Unterschenkel ist dabei zu achten. Die Rotationsinstabilität wird klinisch geprüft. Komplizierte Streßmaschinen für die Röntgendiagnostik von frischen und chronischen Bandverletzungen [47, 53, 56, 58] und andere ausgefallene Methoden [99] befriedigen den Erfinder, selten die Vorstellungen von Genauigkeit oder gar den Patienten.

Die konsequente Behandlung von Kniebandverletzungen ist die frühzeitige chirurgische Adaptation aller verletzten Bandstrukturen.

Das vordere Kreuzband verdient stärkere Beachtung. Hughston's Philosophie des Kniegelenkes und seine Klassifikation ist bestimmt von der Einschätzung, daß das vordere Kreuzband vollständig überflüssig ist. Es wird reseziert, wenn es verletzt ist.

Andere Autoren [21, 29, 32, 56, 64] sehen das vordere Kreuzband als wesentliches Element in der passiven Stabilisierung des Kniegelenkes an. McIntosh erkennt ein „Syndrom des vorderen Kreuzbandes" mit gesetzmäßiger sukzessiver Pathologie: 1. Riß des vorderen Kreuzbandes, 2. Valgusinstabilität, 3. Hinterhornriß des Innnenmeniscus, 4. vordere Subluxation des lateralen Tibiakopfes, 5. Hinterhornläsion des Außenmeniscus, 6. Arthrose des lateralen Kompartimentes. Slocum u. Mitarb. [96] fanden bei positiver anterolateraler Rotationsinstabilität in nahezu allen 45 Fällen ein vorderes Schubladenphänomen sowie einen vorderen Kreuzbandschaden. In 38 Fällen war das vordere Kreuzband vollständig resorbiert, in 7 Fällen ausgiebig gedehnt. Nach operativer Behandlung isolierter vorderer Kreuzbandrisse [21, 32] wurden überwiegend gute bis sehr gute Ergebnisse gefunden. Bei 16 Patienten, die später wegen Meniscusschäden nachoperiert werden mußten [21], war in 8 Fällen ein intaktes, gut funktionsfähiges vorderes Kreuzband vorhanden.

Die tiefe Schicht des Innenbandes und das Posterior Oblique Ligament werden überschätzt. Die Ausprägung einer Innenbandverletzung und das Ausmaß einer anteromedialen Rotationsinstabilität hängen ab vom Zustand der oberflächlichen Schicht des Innenbandes und des vorderen Kreuzbandes. Selbstverständlich kommt es im chronischen Stadium der anteromedialen Bandverletzung auch zu Dehnungen der hinteren Kapsel. Wird diese ohne weitere Maßnahmen wieder gestrafft, so wird nur das Symptom kuriert. Bei ausgeprägter vorderer Schubladeninstabilität auch ist die alleinige vordere Kreuzbandplastik unzureichend. Mediale oder laterale oder beide seitlichen Kapselbandsysteme müssen ebenfalls plastisch versorgt werden.

Passive Stabilität sichern nur die vier Hauptbänder des Kniegelenkes und die dorsale Kapsel gemeinsam. Die Versorgung einer frischen Verletzung und die plastische Versorgung einer chronischen Bandinstabilität sollte immer komplex sein.

Durchtrennungsversuche [23, 39] haben ein Argument für die alleinige periphere Stabilisierung von Komplexverletzungen des Kniebandapparates erbracht: Die intakten Collateralbänder gewährleisten nach Durchtrennung beider Kreuzbänder mehr Stabilität als die intakten Kreuzbänder nach Durchtrennung der beiden Collateralbänder. Dieses Argument ist kurzsichtig. Der Ausfall eines Hauptstabilisators schwächt die anderen.

In der Nachbehandlung ist bei Ruhigstellung im Gipsverband eine Beugestellung von 20° einzuhalten. Die Spannungsverläufe zeigen hier die Erschlaffung aller Bänder in Neutral-Rotation.

Bei der Verwendung des von Burri u. Mitarb. [10] in die Behandlung von Kniebandverletzungen eingeführten Bewegungsgipses [20] müssen für die freie Beweglichkeit zwischen 20° und 60° Beugung bestimmte Bewegungen bei bestimmten Verletzungen vermieden werden: bei Innenbandverletzungen die Außenrotation und die Innenrotation, bei vorderen Kreuzbandverletzungen die Innenrotation, bei hinteren Kreuzbandverletzungen jegliche Rotation. Fraglich ist, ob der Gips für eine hintere Kreuzbandverletzung geeignet ist, da der anterolaterale Teil des Bandes in $50^\circ - 60^\circ$ Beugung straff gespannt ist.

„The golden opportunity is the early operation"

(Palmer)

Literatur

1   Abbott LC, Saunders JBDM, Bost FC, Anderson CE (1944) Injuries to the ligaments of the knee joint. J Bone Joint Surg 26:503–521
2   Artmann M, Wirth CJ (1974) Untersuchung über den funktionsgerechten Verlauf der vorderen Kreuzbandplastik. Z Orthop 112:160–165
3   Augustine RW (1956) The unstable knee. Am J Surg 92:380–388
4   Basmajian JV, Lovejoy JF Jr (1971) Functions of the popliteus muscle in man. J Bone Joint Surg [Am] 53:557–562
5   Böhler J (1953) Die operative Behandlung der frischen Seitenbandrisse des Kniegelenkes. Arch Orthop Unfallchir 4:93–102
6   Brantigan OC, Voshell AF (1941) The mechanics of the ligaments and menisci of the knee joint. J Bone Joint Surg 23:44–66
7   Brantigan OC, Voshell AF (1943) The tibial collateral ligament: its function, its bursae, and its relation to the medial meniscus. J Bone Joint Surg 25:121–131
8   Brantigan OC, Voshell AF (1946) Ligaments of the knee joint. J Bone Joint Surg 28:66–67
9   Brennan JJ (1960) Avulsion injuries of the posterior cruciate ligaments. Clin Orthop 18:157–163
10 Burri C, Helbing G, Rüter A (1974) Die Behandlung der posttraumatischen Bandinstabilität am Kniegelenk. Der Orthopäde 3:184–192
11 Campbell WC (1939) Reconstruction of the ligaments of the knee. Am J Surg 43: 473–480
12 Castaing J, Burdin P, Mougin M (1972) Les conditions de la stabilité passive du genou. Rev Chir Orthop 58:34–48
13 Cave AJE, Porteous CJ (1959) A note on the semimembranosus muscle. Ann R Coll Surg Engl 24:251–256
14 Chapchal G (1954) Grundriß der orthopädischen Krankenuntersuchung. Enke, Stuttgart
15 De Palma A (1954) Dieseases of the knee. Lippincott, Philadelphia
16 Detenbeck LC (1974) Function of the cruciate ligaments in knee stability. J Sports Med 2:217–221
17 Edwards RG, Lafferty JF, Lange KO (1970) Ligament strain in the human knee joint. J Basic Eng 92:131–136
18 Ellsasser JC, Reynolds FC, Omohundro JR (1974) The non-operative treatment of collateral ligament injuries of the knee in professional football players. J Bone Joint Surg [Am] 56:1185–1190
19 Engin AE, Korde MS (1974) Biomechanics of normal and abnormal knee joint. J Biomech 7:325–334
20 Eriksson E, Nordberg L (1977) Diagnosis, treatment and rehabilitation of old injuries of the anterior cruciate ligament. In: Chapchal G (ed) Injuries of the ligaments and their repair. Thieme, Stuttgart
21 Feagin JA, Abbott HG (1972) The isolated tear of the anterior cruciate ligament. J Bone Joint Surg [Am] 54:1340–1341
22 Felsenreich F (1934) Die Röntgendiagnose der veralteten Kreuzbandläsion des Kniegelenks. Fortschr. Röntgenstr 49:341–346
23 Fick R (1911) Handbuch der Anatomie und Mechanik der Gelenke unter Berücksichtigung der bewegenden Muskeln. Dritter Teil: Spezielle Gelenk- und Muskelmechanik. Fischer, Jena
24 Fischer LP, Guyot J, Gonon GP, Carret JP, Courcelles P, Dahhan P (1978) The role of the muscles and ligaments in stabilization of the knee joint. Anat Clin 1:43–54
25 Freeman MAR, Wyke B (1967) The innervation of the knee joint. An anatomical and histological study in the cat. J Anat 101:505–532

26 Furman W, Marshall JL, Girgis FG (1976) The anterior cruciate ligament. J Bone Joint Surg [Am] 58:179—185

27 Galle P (1976) Zur Behandlung des knöchernen Ausrisses des hinteren Kreuzbandes. Wien Klin Wochenschr 88:133—135

28 Gallie WE, Lemesurier AB (1927) The repair of injuries to the posterior crucial ligament of the knee joint. Ann Surg 85:592—598

29 Galway RD, Beaupre A, McIntosh DL (1972) Pivot shift: a clinical sign of symptomatic anterior cruciate insufficiency. J Bone Joint Surg [Br] 54:763—764

30 Gillquist J, Hagberg G, Oretorp N (1977) Arthroscopy in acute injuries of the knee joint. Acta Orthop Scand 48:190—196

31 Girgis FG, Marshall JL, Al Monajem ARS (1975) The cruciate ligaments of the knee joint. Clin Orthop 106:216—231

32 Glinz W, Marty A (1969) Zur Beurteilung von Kreuzbandverletzungen. Helv Chir Acta 36:433—442

33 Hagberg G (1978) On arthroscopy of the knee joint. Med. dissertation, Linköping University

34 Hallen LG, Lindahl O (1965) The lateral stability of the knee joint. Acta Orthop Scand 36:179—191

35 Hallen LG, Lindahl O (1965) Rotation in the knee joint in experimental injury to the ligaments. Acta Orthop Scand 36:400—407

36 Hertel P, Schweiberer L (1975) Biomechanik und Pathophysiologie des Kniebandapparates. Hefte Unfallheilkd. 125:1—16

37 Hertel P, Klapp F, Seiler H, Harbauer G (1978) Spannungsänderung am vorderen Kreuzband im Bewegungsablauf des Kniegelenkes. Langenbecks Arch Chir [Suppl] 261—265

38 Hönigschmied J (1893) Leichenexperimente über die Zerreißungen der Bänder im Kniegelenk. Dtsch Z Chir 36:587—620

39 Horwitz M (1938) An investigation of the surgical anatomy of the ligaments of the knee joint. Surg Gynecol Obstet 67:287—292

40 Hsieh HH, Walker PS (1976) Stabilizing mechanisms of the loaded and unloaded knee joint. J Bone Joint Surg [Am] 58:87—93

41 Hughston JC (1969) The posterior cruciate ligament in knee-joint stability. J Bone Joint Surg [Am] 51:1045—1046

42 Hughston JC, Eilers AF (1973) The role of the posterior oblique ligament in repairs of acute medial (collateral) ligament tears of the knee. J Bone Joint Surg [Am] 55:923—940

43 Hughston JC, Andrews JR, Cross MJ, Moschi A (1976) Classification of knee ligament instabilities. Part I. The medial compartment and cruciate ligaments. J Bone Joint Surg [Am] 58:159—172

44 Hughston JC, Andrews JR, Cross HJ, Moschi A (1976) Classification of knee ligament instabilities. Part II. The lateral compartment. J Bone Joint Surg [Am] 58:173—179

45 Huson A (1974) Biomechanische Probleme des Kniegelenkes. Der Orthopäde 3:119—125

46 Jack EA (1950) Experimental rupture of the medial collateral ligament of the knee. J Bone Joint Surg [Br] 32:396—402

47 Jacobsen K (1976) Stress radiographical measurement of the anteroposterior medial and lateral stability of the knee joint. Acta Orthop Scand 47:335—344

48 Jonasch E (1957) 1141 Fälle von Zerreißungen des inneren und 70 des äußeren Knieseitenbandes. Wiederherstellungschir Traum 4:126—155

49 Kapandji IA (1970) The physiology of the joints. Churchill, Edinburgh London New York

50 Kaplan EB (1956) The lateral menisco-femoral ligament of the knee joint. Bull Hosp Joint Dis 17:176—181

51 Kaplan EB (1957) Factors responsible for the stability of the knee joint. Bull Hosp Joint Dis 18:51—59

52 Kaplan EB (1962) Some aspects of functional anatomy of the human knee joint. Clin Orthop 23:18–29
53 Kennedy JC, Fowler PJ (1971) Medial and anterior instability of the knee. J Bone Joint Surg [Am] 53:1257–1270
54 Kennedy JC, Grainger RW (1967) The posterior cruciate ligament. J Trauma 7: 367–377
55 Kennedy JC, Weinberg HW (1973) The enigma of the anterior cruciate ligament. J Bone Joint Surg [Am] 55:1316
56 Kennedy JC, Weinberg HW, Wilson AS (1974) The anatomy and function of the anterior cruciate ligament. J Bone Joint Surg [Am] 56:223–235
57 Kennedy JC, Hawkins RJ, Willis RB, Danylchuk KD (1976) Tension studies of human knee ligaments. J Bone Joint Surg [Am] 58:350–355
58 Klein KK (1962) An instrument for testing the medial and lateral collateral ligament stability of the knee. Am J Surg 104:768–772
59 Knese KH (1950) Kinematik des Kniegelenkes. Gelenkstudien III. Z Anat Entwicklungsgesch 115:287–322
60 Küsswetter W, Wirth CJ (1978) Simultane Spannungsmessungen am Kapselbandapparat des Kniegelenkes. Orthop Prax 14:199–200
61 Lange M (1957) Kritische Stellungnahme zur Frage der konservativen oder operativen Behandlung schwerer Kniebandverletzungen. WiederherChir Traum 4:197–222
62 Lanz T von, Wachsmuth W (Hrsg) (1972) Praktische Anatomie, Bd 1/4. Springer, Berlin Heidelberg New York
63 Last RJ (1948) Some anatomical details of the knee joint. J Bone Joint Surg [Br] 30:683–688
64 McIntosh DL (1974) The anterior cruciate ligament: „over the top" repair. J Bone Joint Surg [Br] 56:591
65 McMaster WC (1975) Isolated posterior cruciate ligament injury: literature review and case reports. J Trauma 15:1025–1029
66 McMaster JH, Weinert CR, Scranton P (1974) Diagnosis and management of isolated anterior cruciate ligament tears. J Trauma 14:230–235
67 Menschik A (1974) Mechanik des Kniegelenkes. 1. Teil. Z Orthop 112:481–495
68· Menschik A (1975) Mechanik des Kniegelenkes. 2. Teil: Schlußrotation. Z Orthop 113:388–400
69 Merle d'Aubigne R, Ramadier JO, Fayt P (1957) Les lésions de l'appareil ligamentaire du genou (55 cas opérés). Chir Rép Traumatol 4:156–180
70 Meyer H von (1853) Die Mechanik des Kniegelenkes. Arch Anat Physiol Wiss Med (Müller's Archiv) 497–538
71 Müller W (1977) Ligamentous lesions of the knee joint. In: Chapchal G (ed) Injuries of the ligaments and their repair. Thieme, Stuttgart
72 Nicholas JA (1973) The five-one reconstruction for anteromedial instability of the knee. J Bone Joint Surg [Am] 55:899–922
73 Noyes FR (1977) Functional properties of knee ligaments and alterations induced by immobilization. Clin Orthop 123:210–242
74 Noyes FR, DeLucas JL, Torvik PJ (1974) Biomechanics of anterior cruciate ligament failure: an analysis of strain-rate sensitivity and mechanisms of failure in primates. J Bone Joint Surg [Am] 56:236–253
75 O'Connor RL (1974) Arthroscopy in the diagnosis and treatment of acute ligament injuries of the knee. J Bone Joint Surg [Am] 56:333–337
76 O'Connor RL (1977) Arthroscopy. Lippincott, Philadelphia Toronto
77 O'Donoghue DH (1950) Surgical treatment of fresh injuries to the major ligaments of the knee. J Bone Joint Surg [Am] 32:721–738
78 O'Donoghue DH (1961) Injury to the ligaments of the knee. Am J Orthop 3:46–52
79 O'Donoghue DH, Rockwood CA, Frank GR, Jack SC, Kenyon R (1966) Repair of the anterior cruciate ligament in dogs. J Bone Joint Surg [Am] 48:503–519
80 O'Donoghue DH, Frank GR, Jeter GL, Johnson W, Zeiders JW, Kenyon R (1971) Repair and reconstruction of the anterior cruciate ligament in dogs. J Bone Joint Surg [Am] 53:710–718

81 Pagenstecher (1903) Die isolierte Zerreißung der Kreuzbänder des Knies. Dtsch Med Wochenschr 47:872–875

82 Palmer I (1938) On the injuries to the ligaments of the knee joint. Acta Chir Scand [Suppl 53/54] 81:1–282

83 Palmer I (1957) Injuries to the crucial ligaments of the knee joint as a surgical problem. Reconstr Surg Traumatol 4:181–196

84 Palmer I (1958) Pathophysiology of the medial ligament of the knee joint. Acta Chir Scand 115:312–318

85 Peterson TR (1970) The cross-body block, the major cause of knee injuries. JAMA 211/3:449–452

86 Quellet R, Levesque HP, Laurin CA (1969) The ligamentous stability of the knee. Can Med Assoc J 100:45–50

87 Reynolds FC (1967) Injuries of the knee. Clin Orthop 50:137–146

88 Robichon J, Romero C (1968) The functional anatomy of the knee joint with special reference to the medial collateral and anterior cruciate ligaments. Can J Surg 11: 36–39

89 Ruetsch H, Morscher E (1977) Measurement of the rotatory instability of the knee joint. In: Chapchal G (ed) Injuries of the ligaments and their repair. Thieme, Stuttgart

90 Ryerson EW (1937) The lateral ligaments of the knee. Surg Clin North Am 17: 335–340

91 Scapinelli R (1968) Studies on the vasculature of the human knee joint. Acta Anat (Basel) 70:305–331

92 Schweiberer L, Hertel P (1977) Biomechanik und Pathophysiologie des Kniebandapparates. Hefte Unfallheilkd 129:137–143

93 Shaw JA, Eng M, Murray DG (1974) The longitudinal axis of the knee and the role of the cruciate ligaments in controlling transverse rotation. J Bone Joint Surg [Am] 56:1603–1609

94 Slocum DB, Larson RL (1968) Rotatory instability of the knee. Its pathogenesis and a clinical test to demonstrate its presence. J Bone Joint Surg [Am] 50:211–225

95 Slocum DB, Larson RL, James SL (1974) Late reconstruction of ligamentous injuries of the medial compartment of the knee. Clin Orthop 100:23–55

96 Slocum DB, James SL, Larson RL, Singer KM (1976) Clinical test for anterolateral rotary instability of the knee. Clin Orthop 118:63–69

97 Smillie IS (1970) Injuries of the knee joint, 4th edn. Livingstone, Edinburgh, London

98 Smith SA (1918) The diagnosis and treatment of injuries to the crucial ligaments. Br J Surg 6:176–189

99 Sprague RB, Asprey GM (1965) Photographic method for measuring knee stability: a preliminary report. J Am Phys Ther Assoc 45:1055–1058,

100 Steindler A (1955) The mechanical analysis of the knee joint. In: Kinesiology of the human body. Thomas, Springfield Illinois pp 330–340

101 Strasser H (1917) Lehrbuch der Muskel- und Gelenkmechanik, Bd III. Springer, Berlin Heidelberg New York

102 Sylvin L-E (1975) A more exact measurement of the sagittal stability of the knee joint. Acta Orthop Scand 46:1008–1011

103 Tretter H (1928) Beiträge zur Mechanik des Kniegelenkes. Dtsch Z Chir 212:93–100

104 Trickey EL (1968) Rupture of the posterior cruciate ligament of the knee. J Bone Joint Surg [Br] 50:334–341

105 Ungethüm M, Stallforth H (1977) Systematisierung künstlicher Kniegelenke unter Berücksichtigung von am natürlichen Kniegelenk abgeleiteten konstruktiven Merkmalen. Arch Orthop Unfallchir 89:227–237

106 Viidik A, Lewin T (1966) Changes in tensile strength characteristics and histology of rabbit ligaments induced by different modes of postmortal storage. Acta Orthop Scand 37:141–155

107 Wang JB, Marshall JL (1975) Acute ligamentous injuries of the knee, single contrast arthrography — a diagnostic aid. J Trauma 15:431—440

108 Wang C-J, Walker PS (1973) The effects of flexion and rotation on the length patterns of the ligaments of the knee. J Biomech 6:587—596

109 Wang C-J, Walker PS (1974) Rotatory laxity of the humen knee joint. J Bone Joint Surg [Am] 56:161—170

110 Wang JB, Rubin RM, Marshall JL (1975) A mechanism of isolated anterior cruciate ligament rupture. J Bone Joint Surg [Am] 57:411—413

111 Warren LF, Marshall JL, Girgis F (1974) The prime static stabilizer of the medial side of the knee. J Bone Joint Surg [Am] 56:665—674

112 Weber W, Weber E (1836) Mechanik der menschlichen Gehwerkzeuge. Göttingen, quoted by (67)

113 White AA, Raphael IG (1972) The effect of quadriceps loads and knee position on strain measurements of the tibial collateral ligament. Acta Orthop Scand 43: 176—187

114 Wirth CJ, Artmann, M (1975) Diagnostische Probleme bei frischen und veralteten Kreuzbandverletzungen des Kniegelenkes. Arch Orthop Unfallchir 81:333—340

Sachverzeichnis

Hefte zur Unfallheilkunde

Beihefte zur Zeitschrift „Unfallheilkunde/Traumatology"
Herausgeber: J. Rehn, L. Schweiberer

120. Heft
Knochenverletzungen im Kniebereich
1975. DM 36,–; approx. US $ 20.20
ISBn 3-540-07200-4

121. Helft
38. Jahrestagung
der Deutschen Gesellschaft für Unfallheilkunde, Versicherungs-, Versorgungs- und
Verkehrsmedizin e. V.
1975. Vergriffen

122. Heft: B. Friedrich
**Biomechanische Stabilität und post-
traumatische Osteitis**
1975. DM 55,–; approx. US $ 30.80
ISBN 3-540-07468-6

123. Heft: T. P. Rüedi
Titan und Stahl in der Knochenchirurgie
1975. DM 49,–; approx. US $ 27.50
ISBN 3-540-07469-4

124. Heft
**10. Tagung der Österreichischen
Gesellschaft für Unfallchirurgie**
1975. DM 98,–; approx. US $ 54.90
ISBN 3-540-07495-3

125. Heft
Bandverletzungen am Knie
1975. DM 36,–; approx. US $ 20.20
ISBN 3-540-07374-4

126. Heft
**2. Deutsch-Österreichisch-Schweizerische
Unfalltagung in Berlin**
1976. DM 120,–; approx. US $ 67.20
ISBN 3-540-07892-4

127. Heft
Knorpelschaden am Knie
1976. DM 48,–; approx. US $ 26.90
ISBN 3-540-07599-2

128. Heft
**Meniscusläsion und posttraumatische
Arthrose am Kniegelenk**
1976. Vergriffen

129. Heft
**40. Jahrestagung der Deutschen Gesellschaft
für Unfallkeilkunde e. V.**
1977. DM 120,–; approx. US $ 67.20
ISBN 3-540-08261-1

130. Heft
**12. Tagung der Österreichischen
Gesellschaft für Unfallchirurgie**
1978. DM 98,–; approx. US $ 54.90
ISBN 3-540-08598-X

131. Hef
Verletungen des oberen Sprunggelenkes
1978 DM 56,–; approx. US $ 31.40
ISBN 3-540-08599-8

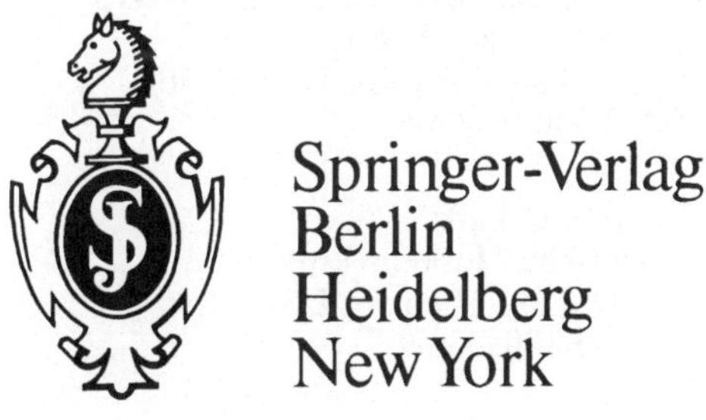

Springer-Verlag
Berlin
Heidelberg
New York

Hefte zur Unfallheilkunde

Beihefte zur Zeitschrift „Unfallheilkunde/Traumatology"
Herausgeber: J. Rehn, L. Schweiberer

132. Heft
**41. Jahrestagung der Deutschen Gesellschaft
für Unfallheilkunde e. V.**
1978. DM 120,:; approx. US $ 67.20
ISBN 3-540-08832-6

133. Heft
**Arthrose und Instabilität am oberen
Sprunggelenk**
1978. DM 58,–; approx. US $ 32.50
ISBN 3-540-08970-5

134. Heft
**13. Tagung der Österreichischen
Gesellschaft für Unfallchirurgie**
1979. DM 98,–; approx. US $ 54.90
ISBN 3-540-09180-7

135. Heft: M. Weinreich
Der Verkehrsunfall des Fußgängers
1979. DM 36,–; approx. US $ 20.20
ISBN 3-540-09217-X

136. Heft: F. E. Müller
Die Infektion der Brandwunde
1979. DM 32,–; approx. US $ 18.00
ISBN 3-540-09354-0

137. Heft: H. Jahna, H. Wittich,
H. Hartenstein
Der distale Stachungsbruch der Tibia
1979. DM 58,–; approx. US $ 32.50
ISBN 3-540-09435-0

138. Heft
**42. Jahrestagung der Deutschen Gesellschaft
für Unfallheilkunde e. V.**
1979. DM 88,–; approx. US $ 49.30
ISBN 3-540-09494-6

139. Heft: U. Lanz
Ischämische Muskelnekrosen
1979. DM 38,–; approx. US $ 21.30
ISBN 3-540-09436-9

140. Heft
Frakturen und Luxationen im Beckenbereich
1979. DM 56,–; approx. US $ 31.40
ISBN 3-540-09647-7

141. Heft
**14. Tagung der Österreichischen
Gesellschaft für Unfallchirurgie**
6. bis 7. Oktober 1978, Salzburg
1980.
ISBN 3-540-09878-X
In Vorbereitung

143. Heft
**Antibiotica-Prophylaxe in der
Traumatologie**
Von D. Stolle, P. Naumann, K. Kremer,
A. Loose
1980. DM 23,–; approx. US $ 12.90
ISBN 3-540-09851-8

144. Heft: J. Harms
**Untersuchungen über die Biokompatibilität
verschiedener orthopädischer Implantat-
werkstoffe**
1980.
ISBN 3-540-09852-6
In Vorbereitung

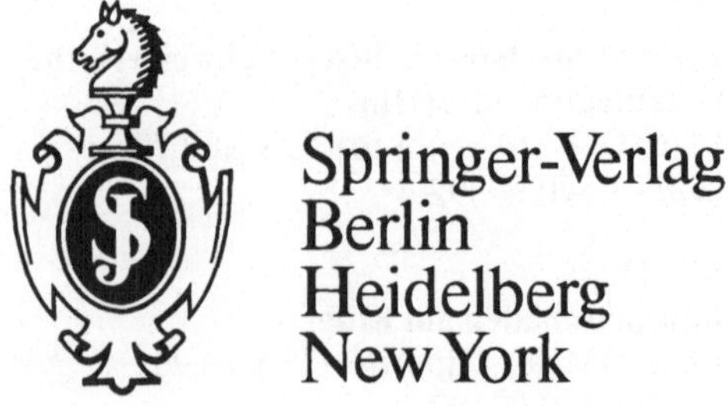

Springer-Verlag
Berlin
Heidelberg
New York